宫颈病变三阶梯诊断技术

GONGJING BINGBIAN SANJIETI ZHENDUAN JISHU

◎郑 英 主编

刘玉玲 王宪远 赵 虎 王春萍 张东亚 副主编

河南科学技术出版社

·郑州·

内 容 提 要

宫颈癌的年轻化趋势已引起医学领域及社会各界的高度重视，并期望能在癌前病变阶段早期发现、早期治疗。本书系统介绍了细胞学检查—阴道镜检查—病理组织学检查三阶梯流程在宫颈病变诊断中的应用价值，并对宫颈癌的病因、预防措施进行了重点介绍。书中收入了作者精选的细胞学、阴道镜及病理学彩色照片200余幅，使读者读一本书便能对液基细胞学检查、阴道镜检查、宫颈病理组织学检查有一个系统了解，是一本不可多得的工具书。

图书在版编目（CIP）数据

宫颈病变三阶梯诊断技术/郑英主编.—郑州：河南科学技术出版社，2011.1

ISBN 978-7-5349-4775-9

Ⅰ.①宫… Ⅱ.①郑… Ⅲ.①子宫颈病变-诊断 Ⅳ.①R711.74

中国版本图书馆CIP数据核字（2010）第237151号

出版发行：河南科学技术出版社
地址：郑州市经五路66号 邮编：450002
电话：(0371) 65737028 65788634
网址：www.hnstp.cn
策划编辑：马艳茹
责任编辑：马艳茹
责任校对：刘 嘉
封面设计：张 伟
版式设计：孙 嵩
责任印制：朱 飞
印 刷：河南省瑞光印务股份有限公司
经 销：全国新华书店
幅面尺寸：185 mm×260 mm 印张：11.75 字数：200千字
版 次：2011年1月第1版 2011年1月第1次印刷
定 价：235.00元

主编简介

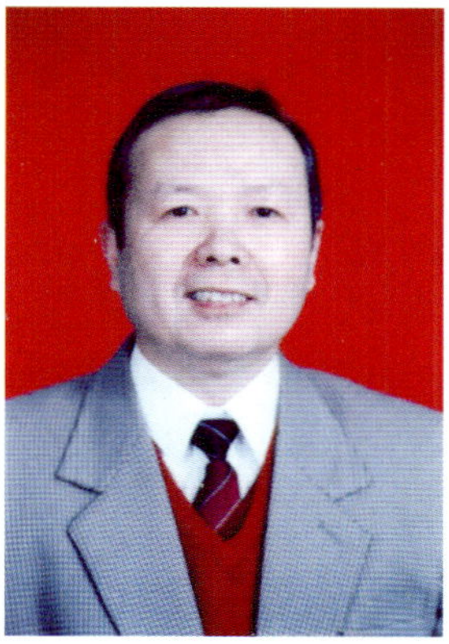

郑英，男，郑州大学第二附属医院（原河南医科大学第二附属医院）妇产科教授、主任医师、硕士研究生导师。1963年毕业于河南医学院医学系，毕业后留校从事妇产科临床、教学、科研工作至今。曾担任中国《实用妇科与产科杂志》常务编委、《现代妇产科进展》和《河南肿瘤学杂志》编委、中华医学会河南分会委员、河南省抗癌协会妇科肿瘤委员会副主任。

科研方向为妇科肿瘤，重点研究方向为宫颈癌病因及手术方法改进；卵巢癌化疗、手术；滋养细胞肿瘤化疗方案改进。独创的经内踝上集合淋巴管盆腔淋巴造影术，不仅容易操作，还大大缩短了手术时间。在国内率先开展了年轻宫颈癌患者卵巢移植术和卵巢移位术，取得了很好的效果并在国内推广应用。同时，还对胎儿卵巢移植的基础理论和可行性进行了深入细致的研究，为胎儿卵巢移植奠定了理论基础。郑英教授设计的治疗滋养细胞肿瘤的VCM方案具有效果好、显效快、副反应轻、费用低等优点，深受患者欢迎。近年来针对宫颈癌的年轻化趋势，特别是HPV感染与宫颈癌的关系进行研究，首先在国内参与研究出了HPV基因芯片，获得河南省科技进步二等奖并取得国家专利。多年来，郑英教授对阴道镜检查和阴道脱落细胞学检查倾注了很多精力，并积累了丰富的临床经验和许多珍贵的图片资料。郑英教授先后举办了十余期国内及省内阴道镜学习班，培养了一批专业医生。1998年出版了国内第一部内容比较详尽、图片真实完美的《阴道镜图谱》。2009年出版了第二版《阴道镜图谱》和《宫颈/阴道液基细胞学图谱》。

多年来承担雌酮水平与宫颈癌病因、脐血干细胞治疗妇科肿瘤、HPV基因芯片研究等多项科研课题，获河南省科技进步二等奖四项、三等奖七项。出版《阴道镜图谱》、《妇产科病最新治疗》、《宫颈疾病》等五部专著。在国家级及省级杂志发表论文五十余篇。

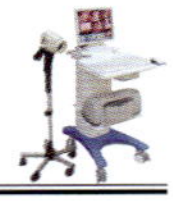

前 言

宫颈癌是妇科常见的恶性肿瘤之一，严重威胁着妇女的健康与生命。新中国成立以后进行了大规模的宫颈癌的普查、普治工作，降低了宫颈癌的发病率，使一些宫颈癌患者得到早期治疗。但近年来由于人乳头瘤病毒（HPV）感染率增高，宫颈癌的发病率也有所增加，并且有明显年轻化趋势，已引起医学领域及社会各界的高度重视。宫颈液基薄片技术的出现，大大改善了涂片质量，提高了阳性检出率，减少了假阴性率。由于细胞诊断标准的统一，宫颈细胞学的诊断也更加规范和便于交流。电子阴道镜的出现使图像和病历更加清晰和便于保存，新阴道镜术语对病变图像的描述比较客观和规范，也便于交流，已受到妇科医生的重视和认可。活体组织病理检查是诊断宫颈病变的金标准，在阴道镜指导下宫颈活检可准确地从可疑病变处取材，大大提高了活检阳性率。这些技术的联合应用使得宫颈癌的早诊早治成为可能。

但是，目前临床上仍存在对于宫颈癌的筛查手段还不够规范和统一、对细胞学及HPV检测的价值尚缺乏全面而客观的正确评价、对阴道镜的应用价值认识也不够全面等问题，因此有必要规范宫颈病变的诊断流程。诊断宫颈病变的临床流程被称为三阶梯式诊断方法，即宫颈细胞学检查—阴道镜检查—宫颈病理组织学检查，它们的联合应用能够比较早地发现宫颈病变并做出准确的诊断。

本书将液基细胞学检查、阴道镜检查、病理组织学诊断融汇在一起，并分别对这三种检查方法进行了重点介绍。此外，本书还对HPV检测在宫颈癌筛查中的价值作了详细介绍，力争做到深入浅出、图文并茂。全书共分七章，既有诊断方法介绍，又收入一些宫颈病变的治疗原则和方法，如高频电波刀（LEEP）的适应证和注意事项等。为了增加读者的直观理解，本书收入了我们精选的宫颈细胞学、阴道镜及病理组织学彩色照片200余幅，并融入了我们多年临床工作经验和体会，希望能为宫颈疾病的诊治尽微薄之力。由于水平所限，书中的不足之处，望广大同仁指正。

作者

2010年9月

目 录

第一章
宫颈癌的流行病学

宫颈癌是妇女常见的恶性肿瘤之一，全球统计数据中发病率仅次于乳腺癌，居第二位。但在一些发展中国家其发病率位居第一位。根据国际癌症中心（IARC）统计，全球150余万宫颈癌患者中，有100余万人在发展中国家。Parkin（1998）报告，20世纪80年代全球每年发生宫颈癌人数约46.5万人，其中1/4病例在发展中国家；我国每年新发病例约13.15万人，约占总病例数的1/3。60年代后，我国开展了大规模宫颈癌普查工作，使宫颈癌的患病率及死亡率明显下降。根据近年回顾性调查，我国宫颈癌死亡人数从70年代的10.70/10万下降至90年代的3.89/10万。尽管如此，我国每年仍有新发宫颈癌病例10万人左右，约占世界宫颈癌新发病例数的1/5。特别是近些年随着人乳头瘤病毒（HPV）的传播，宫颈癌的发病呈年轻化趋势，已引起了妇产科工作者的高度重视。因此，了解宫颈癌的流行病学原因是摆在我们面前的重要工作，这样才能做到预防为主，防患于未然。

第一节　流行情况

一、地理分布

宫颈癌发病的地理分布差异很大，不同地区宫颈癌的发病率高与低之比可达20倍。总体来讲，发展中国家的宫颈癌发病率比发达国家高，在世界范围内每年宫颈癌的新发病例中发展中国家占80%。在我国宫颈癌的发病主要集中在中西部地区，且山区高于平原、农村高于城市，并且有明显的聚集现象。根据20世纪90年代死亡抽样调查结果显示，死亡率最高的是甘肃省武都县，死亡率达36.15/10万；其次是山西省阳城县，死亡率为35.71/10万。死亡率超过5/10万的有甘肃、山西、陕西、湖南、江西、内蒙古等省区。死亡率较低的有天津、上海、北京、黑龙江等省市。死亡率在城乡间也有明显差异：20世纪90年代，我国城市宫颈癌的死亡率为2.45/10万，占癌症死亡率的3.93%；农村的宫颈癌死亡率为3.60/10万，占癌症总死亡率的4.71%。

这些地理性分布差异，可能与经济发展程度如医疗资源情况、卫生保健意识、筛查工作普及程度等因素有关。但经济发达与否并不是唯一的原因，还与每个国家的信仰、生活习惯有一定联系。一些对性行为持保守态度的国家，尽管其经济发展程度不同，但宫颈癌的发病率都很低。

二、人群分布

1．年龄

在不同国家和地区，宫颈癌的发病年龄不尽相同，但大多呈一曲线分布。20岁以前很少发现宫颈癌，25岁以后宫颈癌的发病率逐渐升高，44～49岁达到高峰，以后发病率开始逐渐下降，70～75岁年龄组发病率仅为高峰时的1/2。符合这一曲线的国家有丹麦、德国、荷兰、挪威等。但不同国家之间也存在一些差异，有些国家宫颈癌发病高峰年龄在50～65岁，如美国及亚洲、非洲等地区和国家。近年来，宫颈癌的发病呈明显年轻化趋势，20～30岁的患者已比较常见，但现在还缺乏一个比较全面详尽的统计学资料。

宫颈上皮内瘤变（CIN）属宫颈癌的癌前病变，发病年龄要早于宫颈癌。根据广东省南澳县的资料显示，1977～1984年原位癌的发病年龄高峰在30～34岁，较浸润癌的发病高峰年龄早20年左右。

2．民（种）族

生活在同一地区的不同民（种）族间，宫颈癌的发病率也有一定差异，发病率高的民（种）族多为本地区的或长期移民来的少数民族，如美国的黑人、拉丁人、印第安人等，这与经济地位的影响是一致的。在美国的亚洲移民中，宫颈癌的发病率仅为其原籍国的50%，分析原因可能与环境因素影响有关。以色列的犹太人宫颈癌的发病率很低，这可能与他们的生活习惯及保守的性行为有关；一些生活习惯与犹太人相似的穆斯林人宫颈癌的发病率也很低。

3．职业和社会经济状况

社会经济状况低下的妇女患宫颈癌的风险较高，可能与营养状态、生殖器卫生、保健意识及一些不良的生活习惯（如吸烟、酗酒）有关。天津肿瘤研究所根据1981～1985年天津市区肿瘤登记资料分析，发现35～65岁经济、文化和卫生条件较差的农村妇女和从事装卸、建筑、制革等工种的女工中，宫颈癌的发病率较全市同龄妇女高十几倍至数十倍。近年来的研究资料显示，不同职业和社会经济地位不同的妇女，HPV感染率不同，而目前认为，HPV感染是影响宫颈癌发病率的重要因素。因此，不同职业和社会经济地位的妇女，宫颈癌的发病率的差异可能和HPV感染率有关。

第二节　流行因素

关于宫颈癌的流行因素研究，国内外都有很多报道，如性行为、婚产因素、宫颈糜烂、包皮垢刺激、微生物感染等多种因素。

一、性行为

近些年对性行为和宫颈癌的关系报道的比较多，其中包括以下几个方面：①初次性交年龄过早。大量的报道都支持宫颈癌发病与性行为过早有关，中国肿瘤研究所进行了大量的系列研究，其中戎寿德等1997年对山西省襄垣县妇女进行了危险因素调查，发现首次性交年龄在17岁或17岁以前者，患宫颈癌的风险为首次性交年龄在20岁以后者的3.5倍。②性伴侣数。性伴侣数为两个或两个以上者，患宫颈癌的风险为仅有一个性伴侣者的2.5倍；妇女本人或其丈夫有其他性伴侣者比没有性伴侣者患宫颈癌的风险增加2.2倍和1.8倍。

二、HPV感染

目前认为高危型HPV感染是宫颈癌发生的主要因素，也就是说，HPV感染是宫颈癌发生过程中的重要环节。但大量的研究发现，并不是曾感染HPV的妇女都会患宫颈癌，因而认为在宫颈癌发生发展过程中可能还存在其他辅助因素。人单纯疱疹病毒Ⅱ（HSVⅡ）在20世纪70～80年代研究的比较多，当时认为HSVⅡ可能是诱发宫颈癌的重要病因之一。近期的研究发现，在高危HPV感染的妇女中，可能同时伴有HSVⅡ感染，HSVⅡ使宫颈癌的发生风险增加了2.19倍。除HSVⅡ外，沙眼衣原体、滴虫、巨细胞病毒、EB病毒等可能都是宫颈癌发生过程中的辅助因素。

三、多产多孕

我国在宫颈癌普查过程中关于多产多孕与宫颈癌的资料比较多，多数资料显示多产多孕与宫颈癌发病有一定关系。如孕产次数≥3胎者比孕产次数≤2胎的妇女患宫颈癌的风险明显增加。另外IARC的研究资料也表明，在限定HPV感染阳性的妇女中，生育1～2胎、3～4胎、5～6胎和7胎以上的妇女与从未生育的妇女相比，患宫颈癌的风险分别增加1.8倍、2.6倍、2.9倍和3.9倍，且随着分娩次数的增加，其患宫颈癌的风险也增加。

四、男性因素

较早的流行病学调查提示，包皮污垢的刺激可能是诱发宫颈癌的因素之一。出生后男婴行包皮环切的民族，其女性宫颈癌的患病率要低于未行包皮环切的民族，另外修女宫颈癌的患病率也比较低。也有学者研究了宫颈癌风险度和配偶性行为的关系，发现宫颈癌的高度风险性与其配偶嫖娼的次数有关。另外，男性患生殖器HPV感染或阴茎癌，其配偶患宫颈癌的风险也增加。

五、吸烟

吸烟可能是宫颈癌的致病原因之一，特别是长期大量吸烟者，其宫颈癌的发生风险可能增加2倍。每天吸烟10～16支和17支以上者，与从未吸烟者相比，OR值分别为2.2和3.1。也有研究认为，吸烟的致病效应只表现在鳞癌，与腺癌及腺鳞癌无关。在对吸烟者宫颈黏液检测中发现，其尼古丁和可铁宁的含量高，这与尼古丁的致癌作用有一定相关性。另外，长期吸烟可能抑制机体的免疫功能，增加了HPV感染的概率。

六、口服避孕药物

口服避孕药物是否增加患宫颈癌的风险目前尚存在争议，一些流行病学研究提示口服避孕药可能增加了特定人群、特定病理类型宫颈癌患病风险。在高危型HPV感染妇女中，曾口服避孕药的妇女比从未口服避孕药的妇女患宫颈癌的风险增加了1.4倍，这可能与口服避孕药增加了体内雌激素水平、促进了HPV-DNA组合到人的基因组中有关。但也有一些研究认为，口服避孕药未增加患宫颈癌风险。我国避孕措施主要是宫内节育器和输卵管结扎，因此，避孕药不是我国诱发宫颈癌的主要风险。

七、家族史

宫颈癌是否具有家族遗传性，目前对这一问题的认识也不一致。一些调查资料显示，有宫颈癌家族史者与无宫颈癌家族史者相比，OR值为2.6，提示宫颈癌家族史是宫颈癌高发的危险因素之一。但也有资料显示，未发现有家族聚集现象，从而推断宫颈癌家族聚集现象可能是生活在同一环境中，易造成共同的感染机会引起的。

第三节　宫颈癌筛查的重要性

宫颈癌筛查的目的是达到早期发现、早期诊断和早期治疗，常用的筛查方法是三阶梯诊断程序，即细胞学检查、阴道镜检查和宫颈活检病理检查。细胞学检查是简单而有效的方法，特别是液基薄片技术（TCT）的出现，大大提高了异常细胞检出率，降低了假阴性率。对细胞学检查异常者应进一步做阴道镜检查，有经验的阴道镜医生可准确地发现宫颈异常病变区，在该处活检，阳性检出率明显高于肉眼点状活检或多点活检。对细胞学检查异常而阴道镜检查未发现宫颈表面异常者，应做颈管诊刮以防漏诊。组织病理学检查是诊断宫颈疾病的金标准，也是最后的确诊手段。

随着宫颈癌病因的深入研究，目前认为HPV感染是宫颈癌的主要病因，现在已有很成熟的HPV检测方法，如杂交捕获技术（HC-Ⅱ）和聚合酶链反应（PCR）扩增HPV分型检测法等，这些方法都可以筛查出高风险人群，对这些高风险人群进行追踪观察，即时进行阻断治疗，是预防宫颈癌行之有效的方法。

我国是较早开展宫颈癌普查的国家，通过普查有效地降低了宫颈癌发病率和晚期宫颈癌的发生率。宫颈癌重在预防，特别是HPV疫苗的出现，使宫颈癌可能成为目前唯一可预防的恶性肿瘤。

第二章

人乳头瘤病毒感染与检测

第一节　HPV的生物学特征

人乳头瘤病毒（human papillomavirus，HPV）属于乳多空病毒科的乳头瘤病毒属，是小的DNA病毒，直径为45～55 nm，衣壳呈二十面体立体对称，含72壳微粒，毒粒中仅含有DNA和蛋白质，无包膜。HPV分子质量5.2×10^3 ku*，沉降系数为40，能耐受乙醚、冷冻和干燥。完整的病毒颗粒在氯化铯中浮密度为1.34 g/mL，在密度梯度离心时易与无DNA的空壳（密度为1.29 g/mL）分开。电镜下病毒颗粒的大小、形态与口多瘤病毒极为相似（图2–1）。

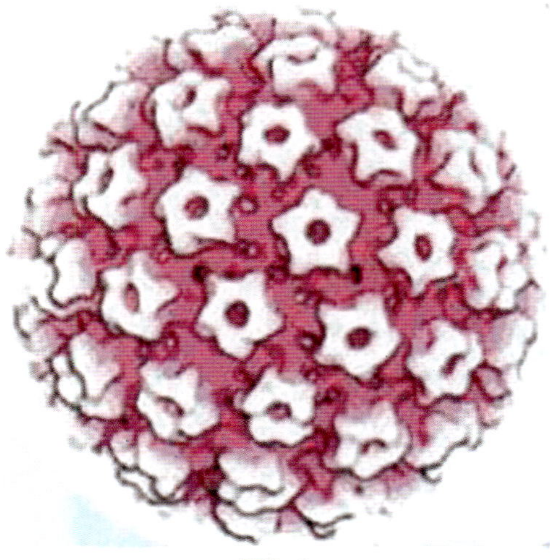

图2–1

HPV电镜下结构。

一、HPV的基因组成及功能

HPV–DNA约7.9 kbp，所有开放读码框架由一条DNA链编码，并有基因重叠。HPV基因按功能可分为三个区：早期转录区（E区），晚期转录区（L

* u为质量单位，1u=1.660 57×10^{-27}kg，别名道尔顿（Da）。

区）和上游调节区（URR区）。

（1）早期转录区（E区）：约占4 kbp，编码8个开放读码框架，依次为E6、E7、E1、E8、E2、E4、E3、E5。该区的功能涉及DNA复制、转录调节和细胞转化。E1是病毒复制编码蛋白，可能为DNA聚合酶功能调节蛋白，可使病毒增殖；E2基因涉及病毒DNA转录的反式激活；E4基因类似晚期基因，与病毒组装前和细胞的结合有关；E5基因影响细胞生长因子受体，调节细胞分裂；E6和E7是病毒癌基因，E6和E7编码的蛋白可调控病毒生长与繁殖，参与调节基因转录，E6与抑癌基因p53的灭活密切相关，E7可以与pRB结合引起转录因子E2F的释放，影响有丝分裂和细胞周期有关基因的表达，E6和E7有协同作用。在早期开放读码框架中，E6和E7基因对细胞生长刺激最为重要，E6和E7编码的E6和E7蛋白引起宫颈上皮细胞永生化。

（2）晚期转录区（L区）：长约3 kbp，有2个开放读码框架L1和L2，分别编码病毒的主要和次要衣壳蛋白。L1是主要的种特异性抗原，L2是型特异性抗原，L1和L2编码的蛋白组成病毒的衣壳，是HPV表面蛋白的构象抗原，可诱导机体产生对HPV的中和抗体，与病毒的增殖有关。L1或 L1／L2在真核细胞内能自我组装成病毒样颗粒（VLP），其结构和抗原表位与天然的病毒颗粒十分相似，具有良好的抗原性和免疫原性，被认为是最理想的制备预防性疫苗的衣壳蛋白。

（3）上游调节区（URR）区：又称为非编码区或长调控区，位于L1和E6之间，长约1 kbp。该区含有HPV基因组DNA的复制起始点和HPV基因表达所必需的调控元件，含有不同转录受体和激活因子的重叠结合区，控制早、晚转录区的转录和病毒颗粒的合成。URR区在基因的转录和翻译中起调节作用。

HPV结构示意图（以HPV16为例）如图2−2所示。

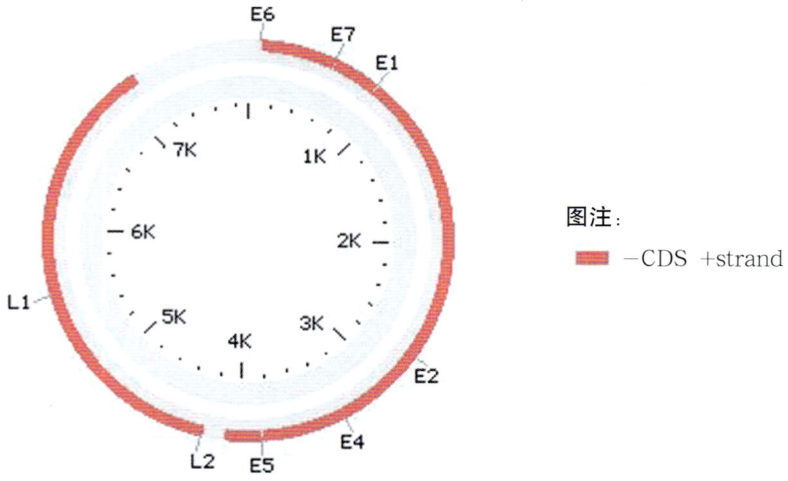

图2−2

HPV结构示意图。

二、HPV的分型

根据基因组的同源性可将HPV分为12个组，通过对HPV克隆基因的DNA杂交试验及酶谱分析，以核苷酸同源性少于50%定为新型别，至今已鉴定出100多型HPV。依其感染的上皮所在部位，分为皮肤型HPV和生殖道上皮HPV，大约35种型别可感染妇女生殖道，约20种与肿瘤相关。依据不同型别，HPV与肿瘤发生的危险性高低分为低危型和高危型HPV，低危型HPV包括HPV6、HPV11、HPV42、HPV43、HPV44等型别，常引起外生殖器湿疣等良性病变，包括宫颈上皮内低度病变（CIN Ⅰ）；高危型HPV包括HPV16、HPV18、HPV31、HPV33、HPV35、HPV39、HPV45、HPV51、HPV52、HPV56、HPV58、HPV59、HPV68等型别，与宫颈癌及宫颈上皮内高度病变（CIN Ⅱ/Ⅲ）的发生相关，尤其是HPV16和HPV18型。人乳头瘤病毒的分组见表2-1。

表2-1　人乳头瘤病毒的分组

Ⅰ	Ⅱ	Ⅲ	Ⅳ	Ⅴ			Ⅵ	Ⅶ	Ⅷ	Ⅸ	Ⅹ	Ⅺ	Ⅻ
				A	B	C							
1	2	6	4	5	9	24	7	16	18	30	34	35	41
	3	11		8	15			31	32				
	10	13		12	17			33	40				
	26	27		14	37			34	42				
	27	27		19	38								
	28	32		20									
	29			21									
				22									
				23									
				25									
				26									

第二节　HPV的流行病学

一、总感染率

根据国内外所报告的流行病学调查资料显示，在大多数国家，HPV感染十分常见。由于检测标本的来源、使用的HPV检测技术、检测HPV的型别以及研究地区人群差异等各有不同，各研究报道的HPV感染阳性率高低不一，在自然人群中，HPV感染率从低于1%到高达50%不等。在性活跃人群中，20%～80%的人有HPV感染史。有学者估计，人一生中至少有一次HPV感染，据此推算HPV感染率可高达80%。合并两种或两种以上不同的HPV亚型感染，被称为多重感染。人群中HPV多重感染率可达4%～40%。多重感染以合并两种HPV亚型的感染多见。

二、地理分布

自1995年起，世界卫生组织（WHO）及国际癌症研究中心（IARC）在全球各大洲的近20个国家进行了以人群为基础的HPV患病率的现况调查，其中以中低资源的发展中国家为主。全球各个地区的HPV感染率差别很大，其中撒哈拉以南的非洲地区HPV感染率最高（25.6%），是欧洲地区的5倍。南美洲妇女中HPV的流行情况介于撒哈拉以南的非洲地区与欧洲之间；亚洲地区HPV感染率低于南美洲。一项关于亚洲地区妇女HPV感染情况的Meta分析结果显示，在无宫颈病变的妇女中，HPV感染率大约为14.4%。WHO及IARC在中国三个地区（山西省阳城县、广东省深圳市和辽宁省沈阳市）的HPV患病率调查显示，中国妇女HPV感染率在10%～14%（仅包括无宫颈病变的妇女），在全球仅次于撒哈拉以南的非洲地区，远远高于欧洲和其他亚洲地区。最近的北京、武汉、沈阳、深圳等地HPV感染的流行病学调查结果显示，HPV感染率为14.4%～18.78%。

三、年龄分布

HPV感染可发生于各种年龄，从出生的婴儿到80岁以上年龄者均有HPV感染的报道。然而HPV感染率具有明显的年龄分布特点。各大洲的各个国家间HPV年龄分布的情况各不相同。鉴于此，WHO及IARC于2006年就世界范围内HPV的年龄分布进行了分析总结：欧洲地区HPV流行的最高峰主要集中在25岁以前，以后随着年龄的增长HPV感染率急剧降低，尤其是高危型HPV的感染。拉丁美洲的情况则与欧洲不同，随着年龄的增高，HPV总感染率及高危型HPV感染率逐渐降低，55岁以后又呈现回升，曲线呈“U”形。亚洲各个地区之间，HPV年龄别感染率差别较大。韩国HPV感染率虽然较欧洲国家高，但是年龄别分布曲线却与欧洲国家极为相似，以25岁以下妇女为高峰。泰国和越南国内不同地区间HPV年龄分布差异较大，仅以越南河内和胡志明市这两个城市为例，25岁以下年龄组HPV感染率高与低之比大于10倍。中国和印度HPV年龄别感染情况较为相似，以中年女性感染率为最高（35～44岁），>25岁年龄组中的HPV感染率较低，随着年龄的增高，HPV感染率并没有出现明显降低，甚至出现HPV16的感染率随年龄增加而增高。上述结果与全球各地的研究结果相一致。

不同地区HPV年龄别感染率的差别与许多原因相关。在某些地区如欧洲，年轻女性比中老年女性获取更多新的HPV感染的机会，从而出现一个低年龄组的高HPV感染率；而在另一些地区如拉丁美洲和亚洲，HPV感染率并不随着年龄的增加而降低，或者在以后的某一个年龄段再次出现升高，说明年轻女性并不具有比中老年女性获取更多新感染的机会，而中老年女性则具有更多机会获得持续性感染。

四、型别分布

HPV存在优势型别，其总感染率有地区及种属差异性。在宫颈癌高发区，人群中宫颈HPV感染率为10%～20%；在宫颈癌低发区，人群中宫颈HPV感染率为5%～10%。来自世界范围的宫颈癌组织标本的研究发现，HPV16和HPV18型感染率最高，在检出的所有型别中，HPV16占50%、HPV18占14%、HPV45占8%、HPV31占5%，其他型别的HPV占23%。HPV16和HPV18型感染很普遍，没有明显的地区差异。有些HPV型别有地理位置的差异，如HPV45在来自非洲西部的宫颈癌组织中很常见，而HPV39和HPV59仅在美洲的中部和南部的宫颈癌组织中出现，HPV52和HPV58在中国妇女中检出率较高。近年来，国外有研究提示，HPV的型别还与宫颈癌的病理类型有关，在宫颈鳞状上皮细胞癌中HPV16占主要地位（51%的鳞状上皮细胞癌标本），而在宫颈腺状上皮细胞癌（56%腺状上皮细胞癌标本）和宫颈腺鳞细胞癌（39%腺鳞细胞癌标本）中HPV18占主要地位，因此HPV16和HPV18阳性的宫颈癌可能具有不同的生物学行为。

五、HPV感染的相关因素

由于HPV感染通常没有明显的临床症状，其检出率医各种方法而异，对于HPV感染流行因素的分析就很难确定。但HPV感染是一种性传播疾病，与性行为因素有关，这一点已经明确。个体的卫生状况好，注意经期卫生、同房前后卫生、使用避孕套等，均可以使感染HPV的概率降低。性行为活跃和机体免疫功能低下是HPV感染的高危因素，其他可能的危险因素包括多产、吸烟、口服避孕药、激素替代治疗、社会经济地位低下、受教育程度低、生殖道其他微生物感染等。

（1）性行为：大部分研究表明，妇女近期的性伴侣数、性交频率、性伴侣患有生殖道疣等均与HPV感染密切相关。尽管有些研究表明初次性交年龄与HPV感染也有关，但性伴侣数对感染起着更重要的作用，在调整性伴侣数后其危险性无显著差异。

（2）免疫因素：宿主的免疫力对HPV感染及病变的进展有很大的作用。有研究发现肾移植的免疫抑制者HPV的感染率是正常人群的17倍。人类免疫缺陷病毒（HIV）感染的人群中，HPV感染率也增高。由于HIV感染人群性行为比较混乱、性伴侣数较多、初次性交年龄小等因素，使HPV感染的概率增加。但有些研究并不能证明免疫抑制与HPV感染有直接的相关性，HIV人群可能由于自身的危险性高或机体抵御潜伏病毒的能力降低而使HPV感染率增高，这一人群的HPV-DNA检出水平高于正常人群，这表明机体抑制HPV感染的能力降低。

（3）怀孕：有研究表明，妇女怀孕次数增多、分娩次数、流产次数等并不增加HPV感染的危险性，畸胎的个数却与HPV感染相关。有些研究表明，孕期妇女HPV感染率高，而且病毒检出量也增高，但这可能是由于孕期病毒水平增高而使检出效率提高所致。一项应用PCR法检测HPV的研究证实了这一观点，PCR法检测HPV病毒不依赖病毒的含量，结果发现孕期与非孕期妇女的感染率无显著差异（9.6%/10.9%）。

（4）口服避孕药：尽管口服避孕药可以增加宫颈癌的危险性，但它是否影响HPV感染还存在很大争议。有研究表明，口服避孕药确实能增加HPV感染的概率，但有人认为口服避孕药对宫颈低度病变的发生无影响，却可以增加高度病变的危险性，因此认为口服避孕药只是改变疾病的进展状态，而不是直接影响HPV感染率。

第三节　HPV感染的过程及转归

HPV是一种明显具有宿主和组织特异性的DNA病毒。因此，HPV只能感染人类，人类是HPV的唯一宿主。而且HPV具有严格嗜上皮细胞的特点，HPV侵入机体后，停留于感染部位皮肤及黏膜的复层鳞状上皮细胞，但不进入血液扩散到全身，不产生毒血症等，也不会引起人体内脏器官损害，通常没有症状。病毒的繁殖需要宿主细胞提供原料，以完成其复制、转录、表达及病毒颗粒的包装。

一、HPV的传播途径

1．性传播

HPV感染是常见的性传播疾病，性接触是其主要的传播途径。

2．其他途径

对女性同性恋及处女HPV感染的研究中发现，性接触并不是HPV感染的唯一途径。HPV还可以通过直接或间接接触污染物品或垂直传播感染人类。

二、HPV感染的过程

在动物模型中，皮肤黏膜上皮的损伤是导致HPV感染必需的因素。因此，HPV进入皮肤黏膜上皮细胞之前首先要有皮肤黏膜的破损。这种破损可能是轻微的，往往用肉眼看不见，也可能是较明显的损伤。在人体，易受HPV感染的部位是外生殖器官，也是在性交过程中皮肤黏膜容易受损伤之处，如女性的阴道口、后联合、尿道口和阴道壁，以及男性的包皮内侧、冠状沟、系带等处。此外，肛门也是HPV感染的好发部位。因此，在性交等过程中只要外生殖器官和（或）肛门的皮肤黏膜有微小的损伤，HPV就有机会进入机体。

HPV进入机体皮肤黏膜后，主要潜伏于表皮内基底细胞间，一般认为基底细胞是HPV感染的靶细胞或称受纳细胞，也有个别报告少数病毒在真皮中存在。当HPV进入基底细胞后，其病毒脱去外层衣壳蛋白，然后病毒DNA穿入细胞核内，引起细胞的迅速分裂。在HPV-DNA复制过程中，HPV-DNA复制与宿主细胞DNA复制同步，并随宿主细胞分裂而分裂，同时伴随有病毒颗粒的增殖与扩散。随着基底细胞的分化成熟，在基底层细胞向角质层细胞移行过程中，病变也相继在表皮棘细胞层和颗粒层出现。表皮角朊细胞死亡后，可有感染性病毒颗粒释放，释放出来的病毒颗粒成为自身接种与传播的来源。研究发现，HPV只能在完全分化的鳞状上皮细胞中增殖，其中增殖性病毒DNA只能在表皮棘细胞层及颗粒细胞层合成，而病毒衣壳蛋白的合成及病毒颗粒的装配则只发生在最终分化的棘细胞层上方及颗粒层。这种DNA复制、衣壳蛋白合成及装配只能在不同的上皮细胞层内进行的特点，有助于阐明HPV感染、致病和转化作用的机制。

HPV进入机体后，以游离状态和整合状态存在于宿主细胞中。同一种类的病毒，在不同的病变组织中的不同物理状态决定了疾病性质的不同。研究表明，尖锐湿疣组织中HPV11-DNA以游离状态存在于宿主细胞中，说明HPV在良性病变中的致病性主要是由于病毒的大量快速增殖所造成的，而病毒本身的DNA则没有被破坏。相反，在恶性病变如宫颈癌中的HPV16-DNA，则多以整合状态存在，并有变异，说明它的致病主要是靠其自身的DNA与机体细胞DNA的亲和力。

三、HPV感染的状态

HPV感染有三种情况。

（1）潜伏感染：没有明显的临床症状及形态学变化，HPV基因组可能成为稳定的非整合状态的附加体潜伏在宿主体内，只能用分子生物学等方法通过检测HPV发现。HPV潜伏感染发生率较高，有研究报道，正常妇女HPV潜伏感染发生率高达70%。HPV潜伏感染持续时间的长短尚不完全清楚。多数学者认为HPV潜伏感染可在几个月或几年内消退。另一些研究表明，HPV潜伏感染的持续时间长短与被感染机体细胞免疫功能以及所感染的HPV毒力强弱等有关，如被感染机体细胞免疫功能低下，且所感染的HPV毒力强则其潜伏感染时间长；反之，则短。

（2）亚临床感染：肉眼不能发现病变，但醋白试验阳性或在阴道镜下可见异常改变，且有细胞形态学改变。通常无症状。

（3）临床感染：出现肉眼可分辨的病变，可有症状，如下生殖道湿疣和高度病变。

四、HPV感染的转归

HPV感染后有三种转归方式。

（1）进展：部分HPV感染经过一定的潜伏期后进一步发展成有临床表现的病变，如尖锐湿疣、肿瘤等。

（2）静止：HPV长期存在于皮肤黏膜组织而不引起明显的临床症状。

（3）消退：部分HPV感染具有自限性，经过一定时期后可逐渐消退。

大部分年轻女性的感染是暂时的，约80%的HPV感染呈一时性，一般在8～10个月病毒即可被清除，这是HPV感染最常见的结局。在另外的约20%的HPV感染人群中，约80%的患者感染的病毒也能在3年内被清除，病变会逐渐消失。只有很少一部分患者（约4%）体内病毒不能被清除，感染呈持续性。临床上诊断HPV持续性感染的标准是指间隔至少6个月、至少两次检测出同一型别的HPV。这些持续感染HPV的妇女有更高的风险患宫颈癌。一名妇女可以反复感染HPV，也可以同时感染几种不同型别的HPV。

五、HPV感染后的机体免疫

接触HPV后，是否发生HPV感染及感染后的转归与机体的免疫功能状态密切相关。HPV感染可诱导机体细胞免疫及体液免疫，细胞免疫比体液免疫更为重要，在病毒的清除过程中起关键作用，其主要效应细胞有两类：①$CD8^+$细胞毒T淋巴细胞；②Th1型CD4 Th细胞。HPV持续感染患者则往往表现为Th1细胞分泌因子水平低下，Th1细胞和Th2细胞分泌的因子交互作用失衡。以表达白细胞介素4、白细胞介素6、白细胞介素10为主的Th2细胞反应模式与宫颈病变恶变密切相关。免疫抑制或免疫缺陷时，生殖器HPV感染和HPV相关疾病的发生率均增加。有严重免疫抑制的女性感染高危型HPV的危险性增至10倍。

过去认为抗体与HPV感染无关，因为体液免疫失调的患者HPV感染机会与正常人没有差异。最近的研究表明，在85.7%的有HPV感染但没有宫颈病理改变的妇女血清中检测到HPV16的中和性抗体，在CINⅠ级和CINⅡ/Ⅲ级妇女中此抗体的检出率分别为21.5%和15.7%，而宫颈癌患者无一例检测到抗HPV16的中和性抗体。该研究显示，中和性抗体的存在与HPV-DNA的低复制相关，CIN的消退与抗HPV16的中和性抗体存在呈正相关，该抗体可通过抑制复制的HPV再感染细胞，降低病毒载量而阻止HPV相关宫颈损害进一步发展。因此，体液免疫可能对控制HPV感染也具有重要作用。

第四节　高危型HPV负荷与宫颈癌的关系

自从1977年Laverty在电镜中观察到宫颈癌活检组织中存在的人乳头瘤病毒颗粒，以及Zur Hausen提出可能人乳头瘤病毒与宫颈癌发病有关的假设后，国内外学者就HPV感染与宫颈癌的关系进行了大量的研究，并获取了许多证据，大量的流行病学和生物学资料表明HPV感染是引起宫颈癌及其癌前病变的首要病因，在世界范围内几乎所有宫颈癌组织中均可检测到HPV-DNA。1995年IARC专题讨论会认为：HPV感染是宫颈癌的主要病因。

在宫颈癌细胞株中HPV-DNA以单复制或多复制整合于细胞基因组中。病毒整合是恶性进展的一个重要标志。表达整合HPV E6/E7的细胞比表达游离病毒基因组的细胞具有更强的生长优势。病毒整合时，病毒基因组常从E2基因处断裂却保留了HPV E6和HPV E7两个病毒癌基因。失去了E2转录抑制子的表达，造成HPV E6或HPV E7表达上调，直接有利于恶性转化过程。E6和E7蛋白主要通过与细胞周期蛋白相互作用，驱动分化成熟的细胞重新进入细胞周期不断分裂增殖。而且，表达HPV E6和HPV E7的细胞保持细胞基因组稳定性的能力减弱，E6通过降解P53使细胞对DNA损伤、合成错误的识别纠正能力下降，导致基因结构错误的累积；E7则通过诱导中心体合成异常增多，导致有丝分裂紊乱，出现非整倍体细胞，使细胞倾向恶性发展。此外，高危型HPV E6蛋白激活端粒酶，使正常细胞逃避衰老过程中的增殖限制而发生永生化。现在认为HPV的致癌机制为：高危HPV的持续感染并整合到宿主基因组，在多种其他因素的协同作用下最终发展为宫颈癌。

高危型HPV持续感染是宫颈癌发生发展的必要条件，这一观点已为大多数国内外学者所接受。在有关HPV感染的持续性方面的研究认为，持续性感染可能与宫颈HPV的高负荷量导致病毒不断复制有关。

目前大多数研究显示，高危HPV病毒载量与子宫颈病变的程度之间存在着明显的剂量反应关系，病毒载量越高，子宫颈病变加重的危险越大。如宫颈原位癌的危险性随HPV负荷增加而上升，低负荷者是阴性者发生原位癌的3倍，而高负荷者是阴性者的43倍。欧洲的一项报告说，目前尚不能完全以病毒负荷来预测转归，但通常病毒负荷是与病变程度相符的。因此，病毒负荷也是感染估价的重要指标，但是，有关将检测HPV负荷量作为一种致病危险因素和宫颈癌诊断工具的观点一直以来备受争议。虽然有流行病学调查已证明HPV负荷量与宫颈癌患病风险存在关联，但评价长期病毒负荷状态与HPV感染进展为CINⅡ/Ⅲ级和宫颈癌相关性的纵向研究数据较缺乏，因此，是否将HPV负荷量作为宫颈癌变的预测指标尚需进一步研究证实。导致病毒负荷量意义不确定的原因在于不同的研究采用了各不相同的取样、检测方法和组织分类标准，使相关数据的分析和比较复杂化。

第五节 HPV的检测方法

HPV迄今不能在体外培养成功，故不能用简便的血清学检测来进行HPV的诊断和分型，对其检测主要依赖于形态学方法和分子生物学技术。

一、细胞学特征

感染HPV后，其在细胞内大量复制，使细胞核增大、细胞变性，引起线粒体肿胀、破坏或糖原溶解消失，形成凹空细胞。典型的凹空细胞光镜下表现为：鳞状上皮细胞稍增大，单核或双核，核稍大，轻度深染，核周具穴样空泡，边缘厚薄不整齐，胞浆呈蓝色、红色或嗜双色。凹空细胞又可称为凹空细胞或核周空穴细胞，是HPV感染的主要细胞形态学改变，若多量出现则明确提示HPV感染。但HPV感染多为潜伏感染和亚临床感染，故细胞学检测HPV敏感性低。但是由于其他病毒感染及人为因素均有可能造成细胞内出现空泡或凹空样变，而且细胞学检查易受取材、染色及细胞病理医生的主观判断等因素的影响，因此应用细胞病理学检测HPV存在灵敏度低、特异性差、假阴性率和假阳性率高、不能对HPV进行分型等缺点。

二、阴道镜特征

在使用醋酸后，宫颈亚临床HPV感染（SPI）的阴道镜特点为发亮、雪白的损害，其边缘为不规则的锯齿状、角状或羽毛状。在移行区以外有扩散的卫星状病灶，同时可见到毛细血管图像，呈点状或镶嵌状排列，通常由口径相同的血管组成，疏松、紊乱的排列往往像一个水平面上的筛孔，扩张的毛细血管襻也可能垂直地伸向表面，以相同的管径遍及整个病损部位。如由于醋酸引起小血管收缩，血管图像不够明显时，可在放大镜上加用绿色滤片，使图像更为清晰。

阴道镜诊断SPI方便、价廉、无创、可重复性好而且检出率高，临床筛查的价值更大，是早期诊断宫颈SPI的较好方法。但是，阴道镜是一种辨别图像的直观检查技术，镜下图像的形态学判断可因检查者的知识和经验而存在判断误差， 此外，外阴、阴道的假丝酵母菌感染可产生典型的醋酸白色上皮且持续时间较长。性交后、阴道灌洗、炎症、创伤修复过程及鳞状上皮的不成熟化生，均可导致醋酸白色上皮的出现而引起假阳性。

三、聚合酶链反应

聚合酶链反应（PCR）包括常规PCR检测、巢式PCR、实时分子荧光PCR、PCR与限制性片段多态性（RFLP）相结合的方法、PCR与反向杂交（RH）相结合的方法、间接原位PCR等。PCR具有简单快速、灵敏度高等优点，在HPV检测中得到广泛应用，从特异性和灵敏度看是目前较好的检测方法。缺点是易发生交叉污染，假阳性率高。

四、原位杂交技术

原位杂交技术适用于经福尔马林固定过的组织标本，该法利用HPV探针与组织中的DNA杂交，首先将探针和组织中的双链DNA变性为单链，然后使探针与组织杂交。该方法的优点是能定位、假阳性率低；其缺点是灵敏度不高，每个细胞中需含10～15个病毒基因复制方可检测到，原因是影响原位杂交的关键因素杂交链的稳定性；在杂交过程中，部分探针单链复性，使杂交率降低，影响HPV-DNA的检出率。该缺陷大大降低了其临床应用价值。

五、杂交捕获技术

杂交捕获技术是由Digene公司推出的非放射性分析系统。原理是利用对抗体捕捉信号的放大和化学发光信号的检测。基本实验步骤如下：

（1）使病毒DNA双链分解为核苷酸单链。

（2）单链与探针结合为RNA-DNA杂交复合物。

（3）第一抗体（特异性抗体）将RNA-DNA杂交复合物固定在微孔壁上。

（4）结合有碱性磷酸酶的多个第二抗体与RNA-DNA杂交复合物结合，使信号放大。

（5）碱性磷酸酶使酶底物发光，判读光的强弱可确定含量。

杂交捕获一代试验可检测9种高危型HPV，新推出的杂交捕获二代试验（HC-Ⅱ）由原先的试管法改为96孔平板法，同时能检测13种高危型HPV，比第一代更敏感，且工作效率高、成本低，但特异性比第一代稍差。HC-Ⅱ

的另一个优点是可用于自我取材标本的HPV检测，患者自我取材与医生取材的结果一样可靠，这就避免了患者就医难及不愿到医院去等问题。杂交捕获法自动化和标准化程度高、不受采集样本的影响、不受阅片者技术误差的影响、结果灵敏度和特异度较高、重复性较好。

六、基因芯片检测技术

HPV检测分型基因芯片是将HPV型特异性探针固定在固相载体上制成的。检测时，抽提待检样本DNA，PCR扩增及荧光标记后与HPV基因芯片杂交，通过对杂交信号的扫描来判断待检样品中是否有HPV感染、是哪种型别的HPV感染。

HPV基因芯片具有以下优点：①敏感性高、特异性强、检测结果准确可靠。②操作简单：通过一次杂交检测不仅可以判断待检样品中是否存在HPV感染，而且可以鉴定出是哪种型别的HPV感染。③针对性强：对样品中的HPV-DNA直接进行检测，可以检出HPV的潜伏期感染，克服了血清学及免疫组化检测法对潜伏感染会产生漏检的缺点，从而实现对疾病的早期快速诊断。④同时检测多种HPV型别，对多重HPV感染的判断一目了然，克服了其他HPV检测方法难以判断混合感染或操作繁琐的缺点。⑤检测结果客观性强：运用计算机软件对杂交结果进行扫描分析和数据处理，大大降低了在结果判断过程中的主观因素。

基因芯片技术是20世纪90年代发展起来的高新技术，其最突出的特点是集成化、微型化、自动化，通过该技术可以实现对大量的生物样品进行高通量的基因分析，具有平行、快速、敏感、高效、准确、操作简便、分析全面等综合优点，而且可以节省大量的人力、物力和时间。因此，基因芯片技术在HPV的检测及分型中有着极为广阔的应用前景。

第六节 HPV检测在宫颈病变诊断中的价值

一、单独或与细胞学联合进行宫颈癌筛查

HPV感染通常要比形态学改变早，并且由病毒感染引起的相关形态学改变的潜伏期比较长。HPV感染是否一定会导致形态学改变及HPV感染后多长时间才发生形态学改变，目前尚无定论。尤其对于HPV潜伏感染状态，只能依赖DNA检测才能发现。因此，HPV检测的敏感性优于传统细胞学等形态学检查，其对细胞学正常或轻度损害患者未来发展有预警作用。持续携带HR-HPV强烈指示感染者处于继发宫颈癌前病变的高度危险中。单独HR-HPV检测能够发现高危人群，尤其对于持续HR-HPV阳性者应给予足够的重视。此外，HR-HPV检测受年龄的影响，年轻患者有较高的敏感性和较低的特异性；而老年患者有较低的敏感性和较高的特异性，老年妇女（>50岁）HPV阳性和病变有明显的相关性。因此，老年妇女可能是HR-HPV检测的最大受

益者。

传统的宫颈涂片主要缺点是敏感性低，仅约为51%，即便液基标本敏感性强也在61%～95%。而HPV检测的主要缺点是特异性低于宫颈细胞学检查，尤其是30岁以下的妇女。因此，将宫颈细胞学检查与HPV检测联合应用，能够提高筛查效率，提高高度病变的检出率，而其阴性预测价值几乎接近100%。一项研究结果表明，在3 000多例细胞涂片阴性的妇女中，伴持续性HR-HPV感染者有21%在4～36个月内发现高度病变，而同样的病变在HPV阴性者中仅0.08%。因此，对于细胞学和HPV检查均阴性者，发病率较低，可适当延长其筛查间隔；细胞学阴性而HR-HPV持续阳性者，近两年的发病风险度高，对此人群要定期随访。美国癌症协会建议每3年做1次联合检测即可，连续2次HPV检测和细胞学正常，筛查间隔可延至5～8年。来自英国的经济学家分析，在英国30岁以上的妇女中，同时采用巴氏涂片和HPV检测可以使不满意的巴氏涂片的数量由7.9%降至1%，而且可以使检查间隔由每3年1次延至5年1次，由此节省的常规筛查、涂片复查，以及不必要的阴道镜检查、病理检查、随访和诊治等费用，占整个宫颈涂片筛查方案费用的1/4。

二、指导细胞学可疑和轻度异常患者的处理

无明确诊断意义的不典型鳞状上皮细胞（ASCUS）可能是反应性变化，也可能隐藏着CIN甚至宫颈癌。据文献报道，ASCUS组织学可有不同诊断，5.3%～11%的ASCUS有高度癌前病变，约0.1%存在宫颈癌。ASCUS是最难决定对策的细胞学结果。对于ASCUS，传统的处理办法是，发现ASCUS后2年内每6个月重复一次细胞学检查，连续4次正常后改为每年定期复查；如果结果为阳性则立即行阴道镜和病理活检，其中只有10%～20%转变成CINⅢ，大部分妇女需经常随诊，在复查中承受着严重的精神、心理及经济负担。我们的研究结果显示：对于ASCUS的妇女，HPV检测在发现CINⅢ或宫颈癌中有更高的敏感度和特异性，其检出宫颈高度病变的敏感度比单纯重复细胞学检查高。

HPV检测对于难以鉴定的ASCUS和宫颈脱落细胞轻度病变能做出进一步判断，是一种有效的再分类方法。它能将CIN有效检出，减少了阴道镜下活检明确宫颈癌前病变的次数，对ASCUS患者的管理起着科学分流作用，从而减少患者不必要的宫颈损伤和经济负担。

三、宫颈上皮内瘤变治疗后的评估及宫颈癌治疗后的随访

CIN经过锥切或LEEP治疗后仍有5%～15%的患者存在复发或持续性CIN的风险。由于HPV是CIN及宫颈癌的主要病因，因此有人建议利用HPV-DNA检测来预测病变变化或术后复发的风险，进行术后指导追踪。研究表明，宫颈锥切术后应用HPV-DNA检测可预测残余CIN，并有很高的灵敏度和阴性预测值。手术后6～12个月检测HPV阴性，提示病灶切除干净，可最大限度地减轻患者的焦虑情绪，减少随诊次数和不必要的阴道镜检查。若术后

HPV检测阳性，提示有残余病灶及有复发可能，HPV阳性比细胞学异常结果更有预测价值。

HPV是评估宫颈癌预后的一个独立的指标，在宫颈癌治疗后的随访中具有一定的意义。HPV阳性的宫颈癌患者在治疗后如果HPV仍持续阳性则其预后较差。检测宫颈癌旁组织，包括盆腔淋巴结组织中的HPV-DNA，有助于发现癌旁微小转移，并可指导术后辅助治疗。

四、孕期宫颈癌筛查及HPV检测

妊娠合并宫颈癌的发病率很低，为0.016%～0.106%，但却是妊娠期最常见的癌症。有资料显示，妊娠期间宫颈细胞学涂片异常的发生率为5%～8%。有些育龄妇女在孕前有HPV感染或宫颈病变病史，在孕期才发现CIN，因此，HPV检测及宫颈细胞学检查应作为孕前常规检查内容之一。目前没有证据证明妊娠促进CIN的进展，因此孕期发现CIN可观察至妊娠结束再做治疗，妊娠合并CIN产妇的分娩方式由产科指征决定。HPV阳性妇女妊娠，选用哪种分娩方式为佳，临床一直看法不一。研究表明，HPV阳性增加了垂直传播的风险，阴道分娩与剖宫产相比增加了新生儿感染HPV的风险，新生儿阴道分娩有更高的暴露于HPV的风险。

五、HPV检测在宫颈癌筛查应用中应注意的问题

HPV感染是导致宫颈上皮内瘤变和浸润性宫颈癌所必需的因素。尽管如此，与HPV协同作用的其他共同作用因素在CIN或浸润性宫颈癌的发生中的影响也是不可忽视的，如多产、吸烟、单纯疱疹病毒Ⅱ型感染、巨细胞病毒感染等。

虽然HPV检测具有敏感性高、检查结果客观可靠等优点，但目前在我国广大的农村地区推广实行HPV、TCT为基础的宫颈癌筛查尚不现实，其原因是经济水平较差决定了多数妇女不可能接受这种昂贵的筛查方法。

此外，目前的HPV检测方法尚不能涵盖所有的HPV型别，对于一些少见型别的HPV感染检测存在漏诊。

目前，大众对HPV感染的了解有限，未充分意识到HPV感染的性质、危险及与宫颈癌的关系。加强宣传教育、普及宫颈癌相关知识、积极预防HPV感染在宫颈癌防治中具有更重要的意义。

总之，HPV检测在宫颈癌防治中具有重要意义，但是过度使用或者滥用将增加费用，只有正确合理应用HPV检测对民众才是有益的。

第三章
宫颈炎症性疾病及结核

宫颈炎的病因同全身其他部位的炎症一样，是由多方面的因素引起的，如机械性刺激、细菌及其他病原体感染、内分泌改变、化学或放射性损伤等。

长期慢性的机械刺激或损伤是引起宫颈炎症性改变的常见原因之一。如未婚妇女患宫颈炎者较少，而已婚妇女则有半数以上患有宫颈炎。另外，诊断性刮宫、人工流产扩张宫口、中期妊娠引产及分娩时宫颈口的扩张，均可造成宫颈较深的撕裂伤。宫颈管内的柱状上皮有很多皱襞，形成复杂的间隙，构成细菌繁衍的场所和向深部组织及淋巴管侵犯的通道。这些都是造成宫颈炎的原因，也是慢性宫颈炎不易彻底治愈的原因所在。

病原体感染也是引发宫颈炎的原因，如一般性致病菌中的葡萄球菌、链球菌等，特殊感染的结核杆菌，原虫感染的阴道毛滴虫、阿米巴滋养体等。

雌激素与宫颈糜烂之间的关系已受到人们越来越多的重视。一种学说认为宫颈糜烂是宫颈管柱状上皮对雌激素的过度反应，是宫颈管黏膜过度增生的结果，与宫颈炎毫无共同之处。宫颈黏膜过度增生所形成的大量皱襞和间隙，是细菌繁殖的良好场所。大量的临床现象也说明，宫颈糜烂与雌激素之间关系密切。如在新生的女性婴儿中，约有1/3的女婴有所谓“先天性糜烂”，其原因是妊娠末期，女性胎儿受母体雌激素的影响，宫颈管柱状上皮向外生长，超越了宫颈外口，形成先天性糜烂。但此时宫颈、阴道内并无炎症现象。另外，成年人的宫颈糜烂多发生在卵巢功能旺盛的生育年龄。反之，哺乳期或绝经后，尽管此时阴道炎比较多见，但由于此时雌激素水平下降，宫颈糜烂的发生率明显降低。以上这些现象都说明宫颈糜烂与体内雌激素水平有一定关系。

除上述因素外，腐蚀性较强的药物、放射性损伤等，均可引起阴道炎或宫颈炎，但比较少见。

第一节　急性宫颈炎

急性宫颈炎（acute cervitis）可由致病菌直接感染宫颈引起，也可继发于子宫内膜或阴道的炎症，如滴虫性阴道炎、霉菌性阴道炎，或者其他非特异性细菌感染。

白带增多是急性宫颈炎的主要症状。白带的性质因病原体不同而异。例如，滴虫性为黄色稀薄脓性、泡沫样白带，并伴有外阴瘙痒；病变累及尿道、膀胱或宫骶韧带，则出现膀胱刺激症状（尿急、尿频、尿痛）及腰骶部疼痛。

急性宫颈炎的细胞学改变主要表现为背景有大量白细胞或脓球，细胞被破坏溶解，出现“蚂蚁啃骨头”的典型图像改变。如为滴虫性感染，涂片中可发现滴虫；若为假丝酵母菌感染，涂片中可发现孢子或菌丝（图3–1、图3–2）。

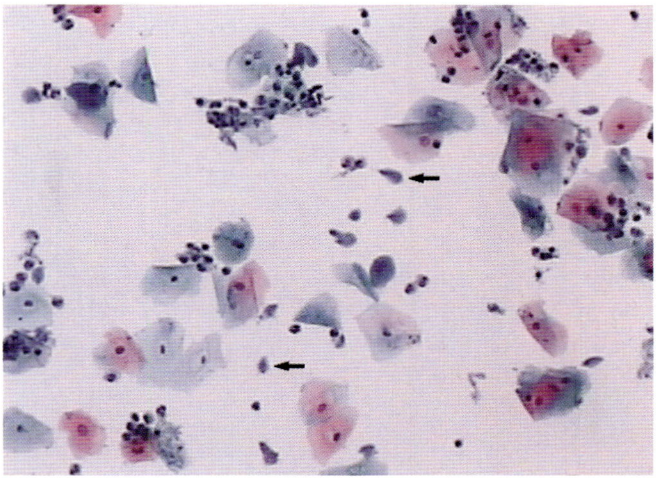

图3–1

滴虫性阴道炎，箭头所指为滴虫。

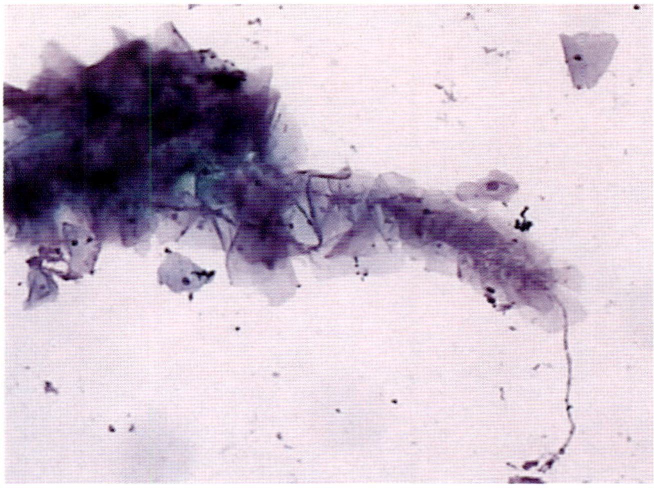

图3–2

假丝酵母菌感染，细胞呈“缗钱状”。

急性宫颈炎的阴道镜检查：宫颈呈急性充血状，黏膜潮红，布满网状血管或点状、螺旋状血管。如合并腺体感染，则宫颈表面散在分布多个黄色小疱状脓点，腺体开口被脓液充满。低倍镜下在宫颈急性充血的背景下，布满多个黄色小米样疱状隆起。宫颈管内充满脓性栓子（图3–3）。

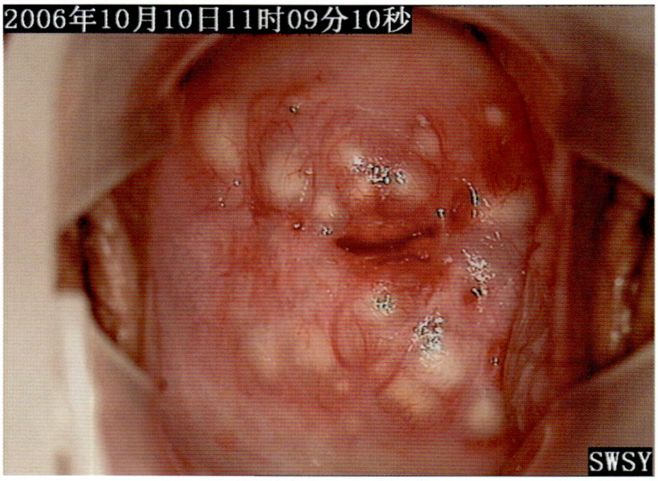

图3–3

急性宫颈炎，宫颈表面有多个感染的纳氏腺。

滴虫感染引起的急性宫颈炎，黏膜下有散在出血点，状如散在的玫瑰花瓣。假丝酵母菌引起的急性宫颈炎，宫颈黏膜表面紧紧黏附一层白色膜状物，强行撕去白色膜状物，易引起出血（图3–4）。

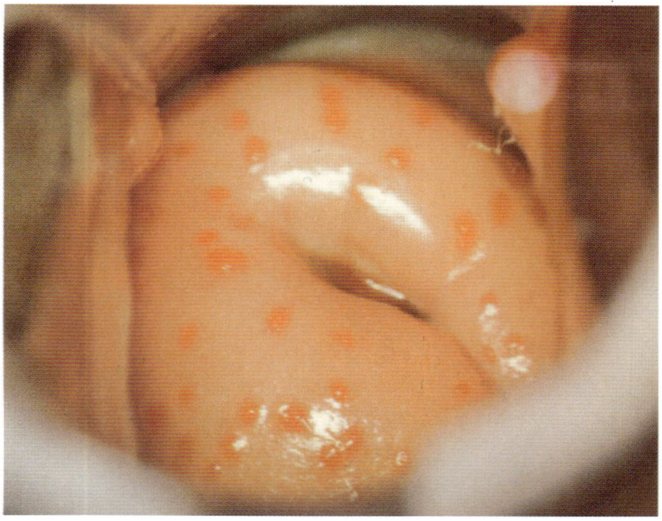

图3–4

滴虫性阴道炎，宫颈见玫瑰疹样出血点。

病理改变主要表现在宫颈充血、水肿，颈管黏膜外翻，宫颈管内常有大量脓性分泌物外溢。病理切片见黏膜、间质有广泛的多形核白细胞及淋巴细胞浸润，炎症也可通过上皮累及腺体的管腔，引起上皮脱落、管腔扩张并充满大量脓性分泌物。

急性宫颈炎应根据引起感染病原体的不同，分别选择抗滴虫、抗真菌等不同的药物，如阴道分泌物很多应辅以冲洗治疗，一般短时间内便可治愈。

第二节　慢性宫颈炎

慢性宫颈炎是已婚妇女最常见的一种疾病，据调查，已婚妇女半数以上都患有此病。由于宫颈炎和宫颈癌的发病有一定联系，因此给患病妇女造成很大精神压力。

慢性宫颈炎可能继发于急性宫颈炎之后，亦可发生于各种原因造成的宫颈裂伤之后，因其损伤为外界细菌侵入创造了条件。宫颈黏膜具有非常复杂的皱襞和间隙，病原体侵入其深处腺体后很难彻底治愈，从而导致病程迁延反复而成为慢性炎症。

慢性宫颈炎为一泛称，它包括宫颈糜烂、宫颈肥大和腺体囊肿。也有人把宫颈息肉、宫颈裂伤及外翻统统列入这一范畴。

一、宫颈糜烂

宫颈糜烂是慢性宫颈炎的局部特征之一，长期以来临床医生将慢性宫颈炎和宫颈糜烂视为同义词。

1．宫颈糜烂的类型

（1）根据其病变过程的不同分类：将宫颈糜烂分为以下几种类型。

1）假性糜烂：糜烂的病理学概念是指“表面上皮的脱落”，而临床工作中常见的宫颈糜烂，多为宫颈外口周围的红色区域。阴道镜检查时，在红色区表面涂以3%醋酸后，可见到红色区域局部呈“葡萄串”样改变，这是由柱状上皮水肿所致。如对该处行活体组织检查，显微镜下可见到该区域表面被覆柱状上皮。因此，如严格按照糜烂的病理学定义，此处并不属于糜烂，故有人建议称为假性糜烂。临床工作中所见到的宫颈糜烂，多属此种。

2）真性糜烂：由于宫颈表面经常有较多的黏液或脓性分泌物覆盖，这些分泌物长期刺激、浸渍宫颈外口周围的鳞状上皮，再加上宫颈深层组织的炎性浸润，使覆在宫颈表面的鳞状上皮失去活力而脱落，形成溃疡，这就是真性糜烂。但这一糜烂面很快就被其周围的柱状上皮所覆盖，形成表面呈颗粒状、有一定光泽的红色区域，即假性糜烂。我们日常工作中所发现的宫颈糜烂，多属于假性糜烂，而真性糜烂只是这一病变过程中的一个短暂阶段，其转归将是溃疡表面被柱状上皮覆盖而成为假性糜烂。

根据病变程度的不同，宫颈糜烂的外表特征也有很大的差异。临床工作中常将宫颈表面柱状上皮生长缓慢，仅为较正常的单层柱状上皮覆盖，外观平坦，表面潮红、光滑的这一类型称为单纯型糜烂。如柱状上皮生长速度快，并向间质生长，形成腺体增生、扩张，肉眼观表面呈细小颗粒状，称为颗粒状糜烂或滤泡型糜烂。如间质增生明显，宫颈表面形成许多小的突起或沟回，肉眼观表面高低不平，此种类型糜烂称为乳头状糜烂。

（2）根据内分泌改变分类：以上的分类方法是根据糜烂的病理学概念进行的。前已述及，宫颈糜烂的原因很多，除与创伤造成宫颈黏膜撕裂、继发细菌感染导致上皮脱落形成糜烂有关外，还与体内内分泌的改变有关，因此又有人将这种类型的糜烂分为先天性糜烂和后天性糜烂。

1）先天性糜烂：在胎儿发育期，除阴道上皮外，其他生殖道上皮皆起源于体腔上皮。当胚胎发育至第3个月或第4个月时，子宫颈管内的圆柱状上皮和宫颈阴道部表面的鳞状上皮已经可以明显地区分，此时两型上皮的交界处不是在宫口，而是位于子宫颈管内。当胚胎发育至第6～7个月时，宫颈的柱状上皮已具备了分泌功能。在妊娠晚期，这些柱状上皮受母体雌激素的影响，宫颈黏膜柱状上皮增生，开始向宫颈口外方生长，并超越了宫颈外口，因此新生女婴约有1/3的宫颈外观类似成人的宫颈糜烂。由于此时并不存在裂伤、感染等形成宫颈糜烂的因素，故把这种糜烂称为先天性糜烂。出生后来自母体的雌激素影响逐渐消退，新生女婴的这种糜烂也自行消退。

2）后天性糜烂：后天性糜烂是与先天性糜烂相对而言的，多发生在卵巢功能旺盛的生育年龄妇女。宫颈管柱状上皮受卵巢产生的雌激素影响而出现过度增生，超过宫颈外口，从而使宫颈外口呈糜烂状。此种糜烂的外观与炎症引起的糜烂无异，只是引起糜烂的原因不同而已。这种糜烂多见于妊娠期，产后大部分都能自行消退。由于病因不同，其临床表现多少有一些差异。此类患者的白带也会增多，但白带的性质为清亮黏液状，紧紧黏附于宫颈表面，不易擦掉。病理检查时柱状上皮细胞下没有炎症细胞浸润，而有腺体和间质增生。说明这种糜烂可能和内分泌改变有一定联系，而与炎症似无直接关系。当然在糜烂的基础上很容易继发炎症感染，但这种炎症表现只是结果，而不是糜烂的原因。

2．宫颈糜烂的修复过程

宫颈糜烂的愈合过程一般分为两种形式，一种为糜烂面附近的鳞状上皮向覆盖糜烂面的柱状上皮下生长，逐渐将柱状上皮推移，最后完全替代柱状上皮覆盖整个糜烂面，这是由鳞状上皮直接覆盖的形式。另一种形式为间接替代，即在正常情况下，在柱状上皮下存在着一种较少的圆形细胞（称为储备细胞，具有一定的增生和分化能力），不断增生、分化为鳞状上皮细胞，代替柱状上皮细胞覆盖整个糜烂面，使糜烂面重新被鳞状上皮覆盖而愈合。在愈合过程中，新生的鳞状上皮往往呈片状散在分布，或呈条索状走行于糜烂面中。由于这种新生的鳞状上皮生于有炎症改变的组织之上，所以极易脱落，但一旦遭受刺激，又重新出现糜烂。这种修复与脱落的反复出现，是糜烂不易痊愈的原因。

在宫颈糜烂的愈合过程中，鳞状上皮不仅可代替糜烂面的柱状上皮，也可沿着腺管向下伸延，使凹陷的腺体及增生的腺样间隙同样由复层上皮所代替，这种腺上皮的复层化与表皮化通称之为鳞状上皮化生。鳞状上皮化生在慢性宫颈炎中是非常常见的一种现象。据统计，鳞状上皮化生发生率可高达70%～80%。化生的鳞状上皮不管在排列上或是在形态结构上，均属正常范围，是糜烂修复过程中的一种现象，不属癌前病变，也没有形成癌的倾向，故不应与鳞状上皮不典型增生相混淆。

3．宫颈糜烂的分度

（1）轻度糜烂（Ⅰ度）：糜烂面占整个宫颈表面的1/3以下。

（2）中度糜烂（Ⅱ度）：糜烂面占整个宫颈表面的1/3～1/2。

（3）重度糜烂（Ⅲ度）：糜烂面占整个宫颈表面的1/2以上。

4．宫颈糜烂的临床表现

（1）白带增多：白带增多为宫颈糜烂的主要症状，有的甚至是唯一症状。由于病原体的不同，以及糜烂的范围及程度的差异，白带的性状也有所不同。如主要是柱状上皮增生引起的糜烂，炎症感染不明显，白带则主要为透明黏液；如宫颈糜烂伴有明显的炎症感染，白带则呈黄色脓性、黏稠状。糜烂面积较小或为病变累及较浅的单纯性糜烂，白带量可能较少；如果病变为累及较深、面积较大的重度糜烂，则白带量较多，偶尔也可能带少量血丝或血液，个别患者有时也可能主诉有接触性出血。

（2）疼痛：宫颈糜烂出现疼痛症状者比较少见，当病原体累及范围较深时，炎症自宫颈沿子宫骶骨韧带播散，或沿阔韧带蔓延，可引起慢性宫旁结缔组织炎，出现腰骶部疼痛、盆腔下坠痛及痛经。如炎症波及主韧带，可出现性交痛，影响性生活。妇科检查时如触及宫颈，患者即感腰骶部或髂窝部疼痛，此种疼痛多在月经、性交或妇科检查后加重。

（3）膀胱症状：宫颈的炎症可经淋巴途径播散或直接蔓延至膀胱周围结缔组织，甚至达膀胱三角区，从而刺激膀胱，出现尿频、尿痛的症状，有时也可继发尿路感染。

5．宫颈糜烂的辅助检查

宫颈糜烂细胞学检查没有典型特征，细胞核可稍增大，有时有核周晕，也可出现化生细胞。糜烂面较深时，个别情况下年轻女性的涂片可能见到底层细胞，通常这些细胞被称为“糜烂细胞”（图3–5）。

由于宫颈糜烂的程度不同，以及宫颈糜烂始终存在着病灶的扩展和修复互相交替的病理改变，所以在阴道镜检查时可见到各种不同的阴道镜图像。

典型的宫颈假性糜烂表面被覆柱状上皮，与周围的鳞状上皮有明显的分界线，未涂3%醋酸前阴道镜下可见红色细小的颗粒状突起，涂3%醋酸后，糜烂面的柱状上皮水肿、变白，数秒后可见到成簇的“葡萄串”样图像，每个“小葡萄”界线清晰、呈半透明状。如柱状上皮增生比较活跃，则在“葡萄”的表面出现螺旋状血管或血管襻。周围的鳞状上皮涂3%醋酸后无明显变化，但其和柱状上皮的边缘变白，呈现出一条白色分界线（图3–6）。

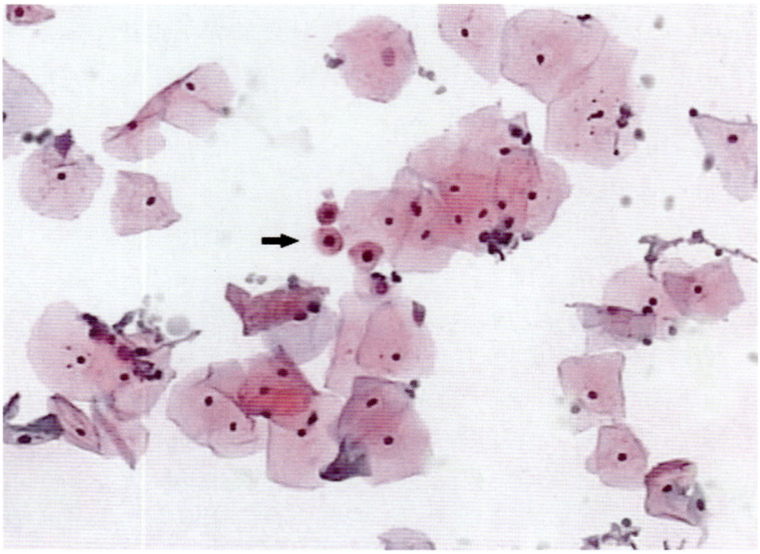

图3–5

在正常表层细胞中可见到底层细胞，即“糜烂细胞”（箭头所指）。

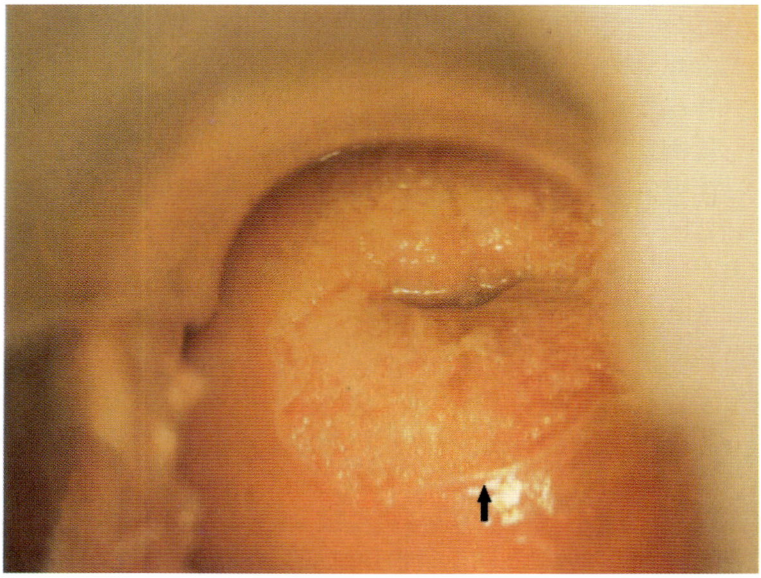

图3–6

假性糜烂，柱状上皮、鳞柱上皮间有一条明显的白色分界线（箭头所指）。

真性糜烂或单纯性糜烂，由于其表面无柱状上皮或仅有一薄层柱状上皮，故涂3%醋酸后见不到典型的“葡萄串”，仅可见到一潮红区，有时伴有一些分支良好的增生血管，看不到明显的白色鳞柱分界线（图3–7）。

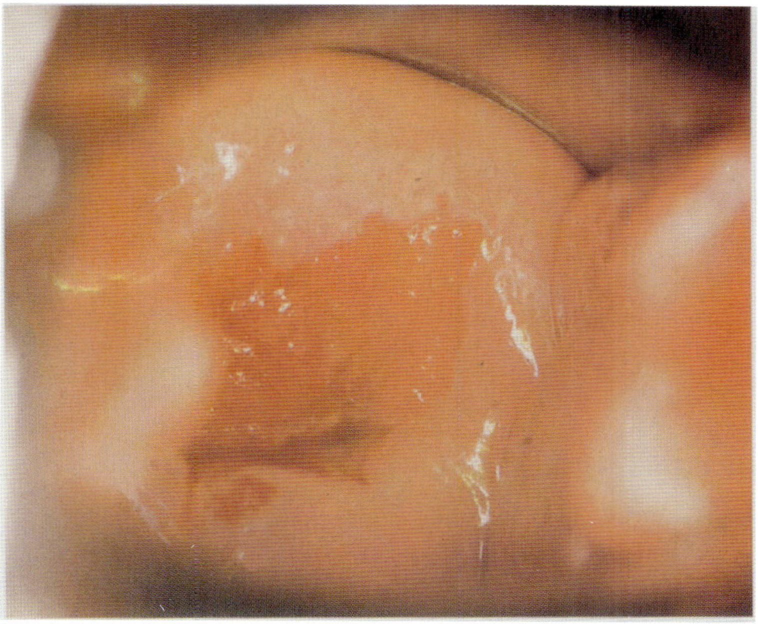

图3–7

真性糜烂，表面鳞状上皮脱落，尚未被柱状上皮覆盖。

乳头型糜烂由于间质增生，形成许多较深的间隙，阴道镜下可见一些不规则的隆起或凹陷，也有一些凹陷呈脑回样排列。

处于修复阶段的宫颈糜烂，常见到从鳞状上皮区向糜烂面伸出多条新生鳞状上皮条索，这些新生的鳞状上皮非常薄，呈粉白色半透明状。这些鳞状上皮互相融合覆盖糜烂面，有时在新生的鳞状上皮区残留一些未被覆盖的柱状上皮，即形成所谓的柱状上皮岛（图3–8）。

在鳞状上皮区很容易看到腺体开口，这些开口呈圆形或椭圆形，口内充满透明的黏液。在宫颈炎修复过程中，如这些腺体开口被闭塞，则黏液潴留形成腺体囊肿。腺体囊肿表面呈穹形隆起，内容物为淡黄色或青白色黏液，表面可见树枝状血管。有些腺体囊肿四周有放射状血管分布。

病理改变主要表现为宫颈间质中有许多慢性炎症细胞浸润，其中以淋巴细胞和浆细胞为主，也可有一些组织细胞，轻、中度宫颈炎一般没有上皮破坏，但常可见到鳞状上皮化生（图3–9）。

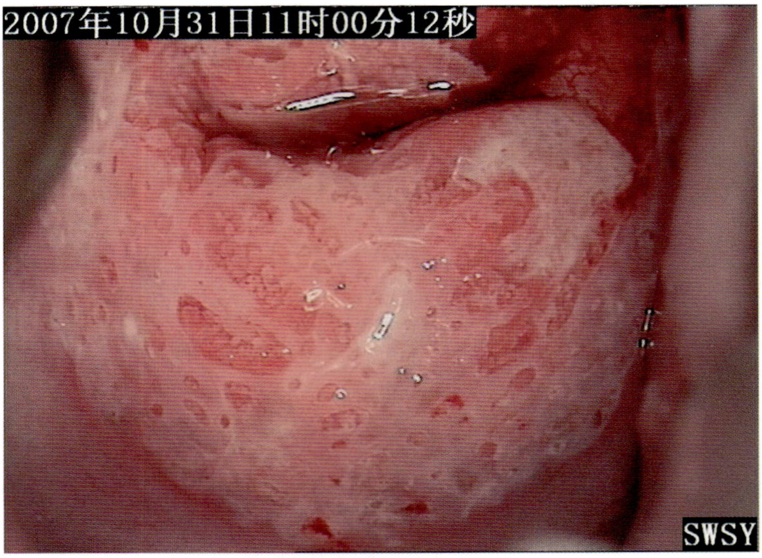

图3—8
修复期宫颈，糜烂面被覆新生的鳞状上皮，可见残存的柱状上皮岛。

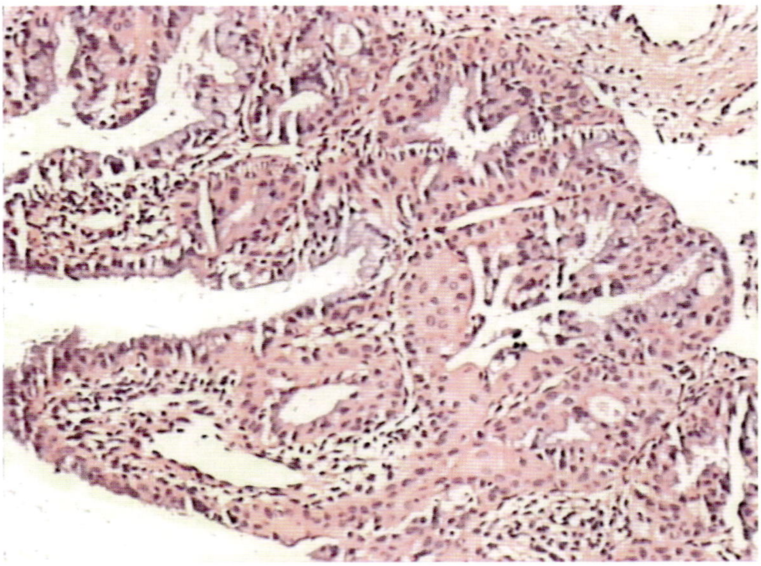

图3—9
鳞状上皮化生，部分腺上皮被鳞状上皮取代。

二、宫颈肥大和腺体囊肿

宫颈肥大和腺体囊肿也是慢性宫颈炎常见的一种表现，宫颈肥大和腺体囊肿可以单独存在，也可以同时发生。前者是指宫颈体积的增大，后者是由于种种原因造成腺体开口闭锁、腺体分泌物潴留而形成囊肿。

引起宫颈肥大的原因是：由于慢性炎症的长期刺激，宫颈组织发生充血、水肿，宫颈腺体及间质增生，腺管受周围增生组织的挤压，使腺体产生的黏液难以排出，而形成潴留囊肿。较表浅的腺体囊肿向宫颈表面突出，很容易观察到；而深部的腺体囊肿常导致宫颈呈不同程度的增粗、变大，一般习惯称之为宫颈肥大。深部腺体囊肿肉眼观察难以发现，但做B超检查时可见到宫颈肌壁间有大小不等的圆形液性暗区。

肥大的宫颈表面由于损伤或炎症刺激也可以出现鳞状上皮脱落、柱状上皮增生而形成糜烂。当炎症经过治疗后，宫颈局部充血、水肿消退，宫颈表面重新被鳞状上皮覆盖，又恢复为光滑状。但是，增生的结缔组织并不消退，依然存在，故宫颈仍维持其肥大的外观，有时甚至可增大1～2倍或以上。

宫颈肥大和腺体囊肿的主要临床症状为白带增多。另外，由于结缔组织增生及炎症沿宫颈旁或经宫骶韧带向盆腔扩散，故患者经常主诉有腰骶部疼痛或会阴部坠胀感，这是宫颈肥大比较突出的两个症状。

宫颈肥大的阴道镜所见：宫颈明显增大，由于局部慢性炎症刺激引起宫颈淤血，宫颈表面呈青灰色，鳞状上皮较厚，在鳞柱交界区可见数量不等的青白色或淡黄色潴留囊肿，囊肿表面可见分支血管，囊内容物为胶冻样黏液。宫颈表面可呈光滑状或糜烂状，糜烂面涂3%醋酸后呈“葡萄串”样改变。鳞状上皮区有时可见到粗大血管，分支较差（图3–10）。

宫颈腺体囊肿的病理改变是囊内壁衬覆柱状上皮，腔内为清液或黏液。如囊肿较大，柱状上皮受压呈扁平状，有时囊内柱状上皮可发生局灶性化生（图3–11）。

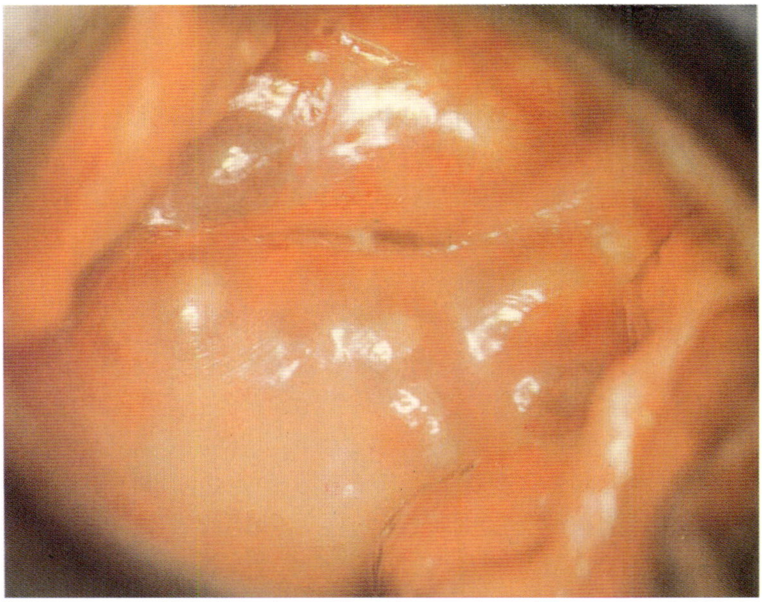

图3–10

宫颈表面多发性纳氏囊肿。

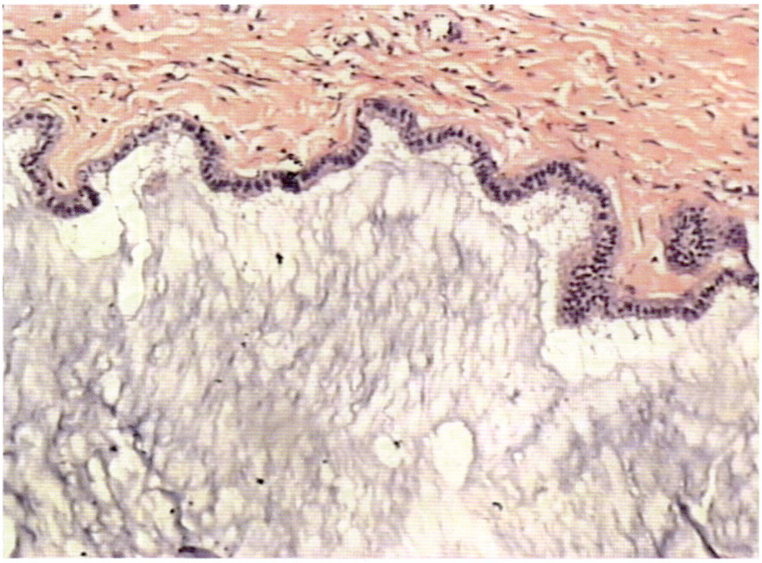

图3–11
宫颈纳氏囊肿的病理改变，囊壁内衬柱状上皮，囊内容物为清亮黏液。

第三节　宫颈息肉

宫颈息肉是宫颈黏膜局限性增生而形成的堆积，是妇科常见的疾病之一。较大的息肉可能出现一定的临床症状，较小的息肉可无任何症状，只是在妇科检查时被发现。

宫颈息肉发生的原因，一般认为是由于慢性炎症长期刺激，引起宫颈内膜的增生堆积。但也不是所有的宫颈息肉均是宫颈内膜引起的柱状上皮增生堆积。也常见到一小部分患者息肉发生于宫颈阴道部的鳞状上皮部位，此种类型的息肉一般没有较细的蒂，呈舌状突出，质地比较坚实，不易出血，表面被覆鳞状上皮，色泽与宫颈表面的颜色一致，呈粉红色。而起源于宫颈管黏膜的息肉，大多有一个细长的蒂，表面鲜红色，质软，极易出血。息肉可单发，也可多发。多发性息肉往往蒂比较短，呈簇状堆积于宫颈口处。息肉的大小不一，小者直径仅几毫米，大者可达数厘米。

宫颈息肉可发生于任何年龄，但多见于40～45岁及以后的经产妇。

宫颈息肉虽为比较常见的妇科疾病，但由于其体积小，可无任何症状，往往因患其他妇科疾病检查时才被发现。较大的息肉可能出现白带增多，或有接触性出血，特别在性交或排便后出现点滴状出血或血性白带，出血量一般不多。表面被覆鳞状上皮的息肉，由于其质地较韧，一般无接触性出血或血性白带。如宫颈息肉伴有较重的宫颈炎，也可出现宫颈炎的症状。

宫颈息肉一般为良性，但摘除后常复发。宫颈息肉偶有恶变的可能，恶变率为0.2%～0.4%，因此摘除后应常规送病理检查，以免延误诊断。

宫颈息肉的阴道镜所见：根据宫颈息肉表面被覆的上皮不同，阴道镜下有两种图像：①属宫颈管黏膜过度增生堆积而形成者，阴道镜下息肉呈鲜红色，有一定光泽，单发者有一较细的蒂而多发者呈簇状，基底较宽，蒂较短。涂3%醋酸后表面可见水肿之柱状上皮，但不像糜烂出现“葡萄串”样改变。整个息肉表面似有一层极薄的包膜，反光性好。②起源于宫颈阴道部表面被覆鳞状上皮的息肉，息肉为粉红色，从宫颈鳞状上皮区突出，基底较宽，也有少数有一较细的蒂，质地较韧，涂3%醋酸后上皮略呈白色改变，数秒钟后即恢复原状。前者较软、质脆，触之易出血；后者较硬，不易出血（图3–12）。

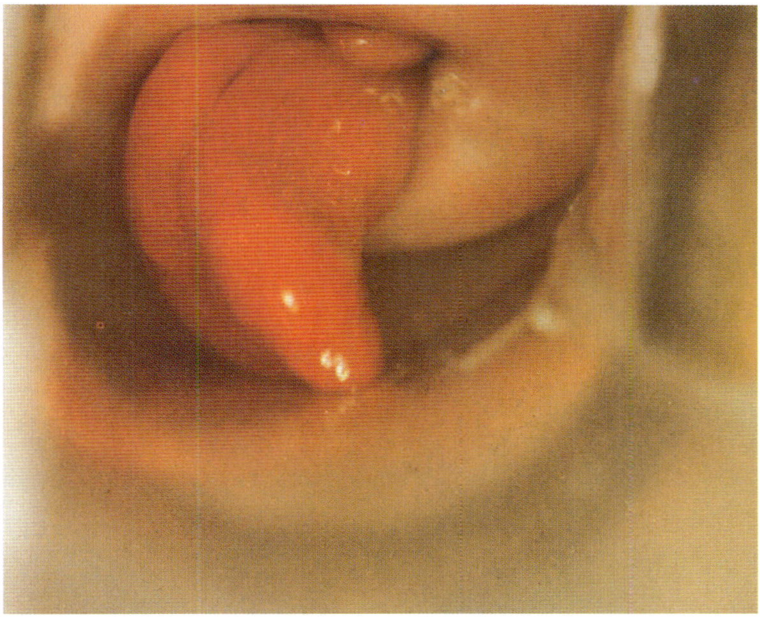

图3–12

宫口处突出红色息肉。

宫颈管息肉病理检查时可见息肉中央为一纤维结缔组织形成的纵轴，其中血管多而密集，外有宫颈固有的组织，包括腺体与间质，表面为宫颈黏膜覆盖，组织成分和结构基本上与正常宫颈组织相同，此为典型的息肉组织相。起源于宫颈阴道部表面覆盖鳞状上皮的息肉比较少见，此种息肉实质上为宫颈管组织增生后自宫颈阴道部鳞状上皮区疝性脱出，与宫颈管息肉的区别是表面被覆的上皮不同（图3–13）。

慢性宫颈炎的药物治疗效果不太满意，对于中、重度宫颈糜烂，多发性纳氏囊肿，宫颈肥大等，主张物理治疗或手术治疗。物理治疗包括冷冻、电熨、激光、微波等多种治疗方法，各有优缺点，应根据患者的具体情况进行选择。手术治疗目前用得比较多的是电波刀环形切除（LEEP）。LEEP治疗

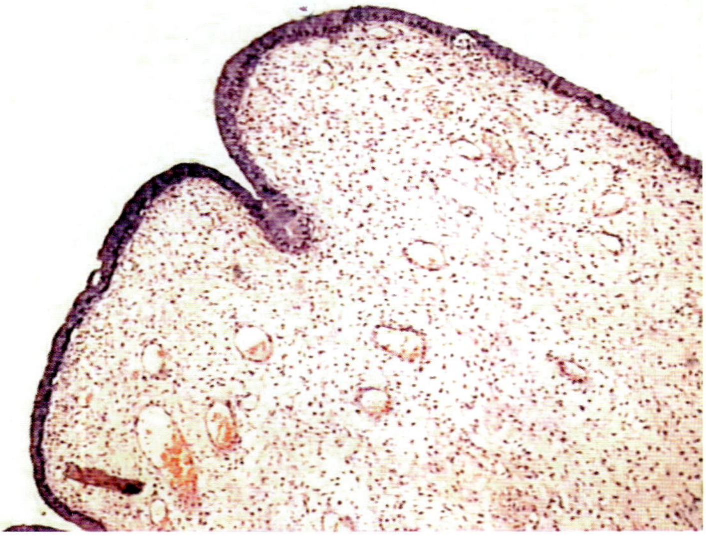

图3–13
宫颈息肉，表面被覆柱状上皮，间质纤维组织及血管增生。

效果很好，如手术掌握得当可完全恢复宫颈的外形，且多数报道认为恰当的LEEP锥切并不影响以后妊娠，也不增加流产率。

第四节　宫颈结核

在女性生殖器结核中，宫颈结核比较罕见，仅占女性生殖器结核的5%左右。大部分患者同时患有其他部位的结核，临床上最常见的是继发子宫内膜结核或输卵管结核。原发性宫颈结核比较少见，大多是肺或消化道的病灶经淋巴或血行播散至宫颈。

根据病灶的形态不同，宫颈结核可分为溃疡型、乳头型、粟粒型及间质型四种。溃疡型多位于宫颈后唇，呈单个或多个，边缘锐利，向内凹陷，基底为红色，表面被坏死膜状物覆盖。乳头型也比较多见，宫颈表面为菜花状，呈灰白色或鲜红色，质极脆，易溃烂出血。以上两型均易与宫颈癌混淆，应引起临床医生的警惕。粟粒型病灶一般比较表浅，微小、散在，略突出于宫颈黏膜，表面为灰白色。此型多由血行播散引起，是全身播散性粟粒型结核的一部分。间质型病灶位于宫颈组织深部，使宫颈充血、增大，表面出现不规则隆起的结节。

患宫颈结核时，白带增多为其突出症状。白带常为脓性，可能伴有接触性出血。由于宫颈结核多数是由生殖器结核蔓延而来，少数是由其他部位的结核经血行或淋巴播散至宫颈，所以临床表现除局部症状外，常伴有生殖系统的其他症状，如月经异常，特别是月经量少以至闭经、不孕，出现下腹包块等。当患者患有其他脏器的结核，可出现全身性症状，如消瘦、低烧、乏力、腹泻便秘交替、干咳、咯血等。询问病史时应注意家庭成员中有无结核病史。

宫颈结核极易误诊，应根据患者有无结核接触史、生殖系统有无结核的临床症状做出综合判断。辅助检查可做宫颈分泌物涂片抗酸染色、查抗酸杆菌或分泌物培养结核杆菌，但其阳性率比较低。也可应用PCR技术，检测宫颈分泌物的TB-DNA。但最终的确诊，还是要靠宫颈活体组织的病理检查。

宫颈结核的阴道镜检查：宫颈结核的阴道镜所见因其类型不同而异，溃疡型边缘锐利，呈挖凿状，溃疡边周常伴有血管增生，溃疡表面为深红色，如合并感染，表面被覆一层无结构的灰白色或黄白色脓性分泌物。乳头型表面高低不平，表面看不清结构、呈猪油样改变，组织极脆、触之易出血。以上两型在阴道镜下也极难与宫颈癌相鉴别（图3-14）。

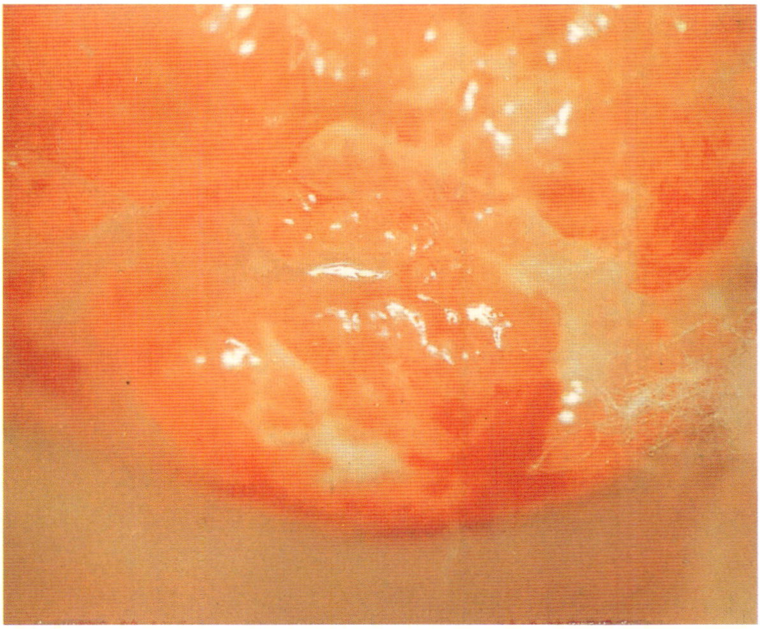

图3-14

宫颈结核：宫颈表面组织增生、水肿，质脆，易出血，表面覆盖一层黄白色脓性分泌物，极易与宫颈癌相混淆。

宫颈结核的病理学特点为由干酪样坏死、类上皮细胞和朗汉斯（Langhans）巨细胞形成的结核性肉芽肿，外围有淋巴细胞，典型的结核结节比较少见，在有溃疡形成的病例可能见到宫颈上皮增生或形成乳头。

第四章
宫颈上皮内瘤变和宫颈癌的三阶梯诊断

第一节　宫颈上皮内瘤变

一、宫颈上皮内瘤变的定义

宫颈上皮内瘤变（cervical intraepithelial neoplasia，CIN）是一组与宫颈浸润癌密切相关的癌前病变的统称。1973年，Richart在前人研究的基础上，结合染色体核型、DNA倍体分析、组织培养和临床随访结果，总结出子宫颈不典型增生的细胞在性质上与原位癌细胞相同，是同一病变的系列变化，只是程度上有所区别。因此，他提出了CIN这个名词，包括宫颈不典型增生和宫颈原位癌，反映了宫颈癌发生发展的连续过程，即宫颈不典型增生（轻→中→重）→原位癌→早期浸润癌→浸润癌的一系列病理变化。目前CIN已被国内外病理学者和妇产科学者所接受，国内将CIN译为宫颈上皮内瘤变。

因为宫颈上皮又分为鳞状上皮和腺上皮，所以宫颈上皮内瘤变实际上包含鳞状上皮内瘤变和宫颈腺上皮内瘤变。宫颈腺上皮内瘤变（CIGN）仅占CIN的1%，过去研究甚少，近年来由于宫颈腺癌的发病率增加，引起了人们的重视。

根据细胞异型程度和病变累及范围，宫颈上皮内瘤变分为三级。

Ⅰ级：即轻度不典型增生。上皮下1/3层细胞核增大，核浆比略增大，核染色稍加深，核分裂象少，细胞极性正常（图4–1）。

Ⅱ级：即中度不典型增生。上皮下1/3～2/3层细胞核明显增大，核浆比例增大，核深染，核分裂象较多，细胞数量明显增多，细胞极性尚存（图4–2）。

Ⅲ级：即重度不典型增生和（或）原位癌。病变细胞几乎或全部占据上皮全层，但未突破基底膜，未侵犯间质，细胞核异常增大，核浆比显著增大，核形不规则，染色较深，核分裂象多，细胞拥挤，排列紊乱，细胞极性消失（图4–3）。

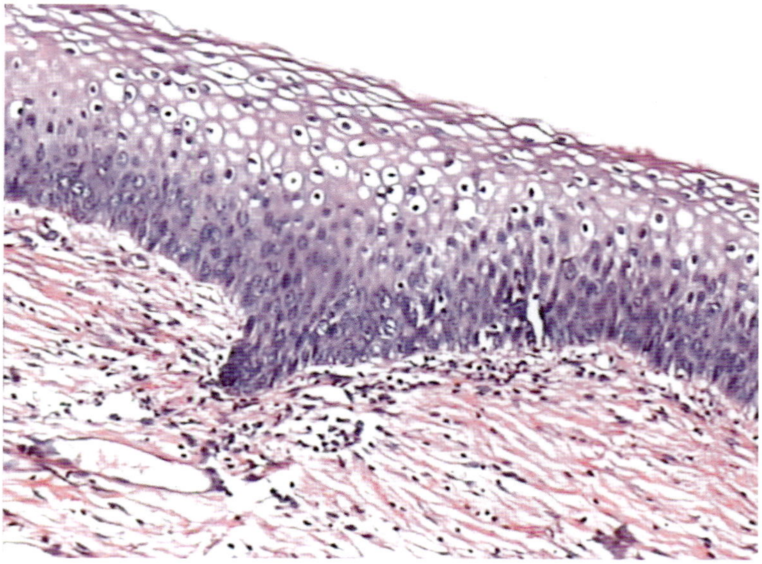

图4—1

CIN Ⅰ，上皮层变厚，上皮下1/3出现异型细胞。

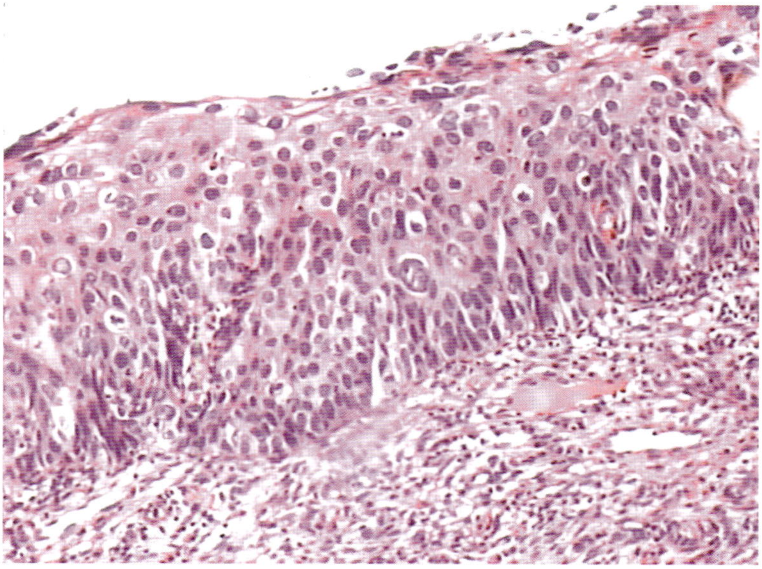

图4—2

CIN Ⅱ，异型细胞超过上皮下1/3，但未达上皮上1/3。

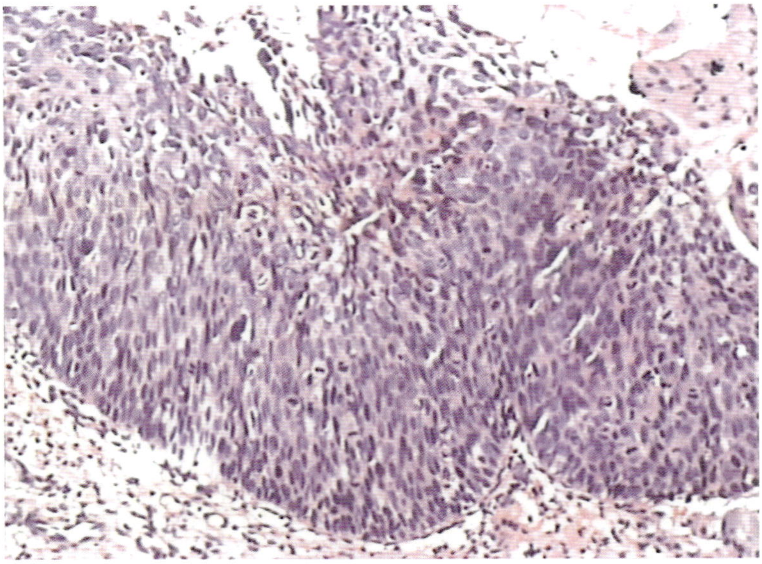

图4—3
CINⅢ，异型细胞达上皮全层。

二、宫颈上皮内瘤变的病因

目前的研究认为，HPV感染是CIN的主要病因。当HPV感染持续存在时，在其他因素的协同下可诱发CIN。有资料显示，CINⅠ中的HPV感染率为28.6%，CINⅡ为86.7%，CINⅢ为92.9%，提示CIN病变越重，HPV阳性率越高。发生宫颈上皮内瘤变的其他危险因素如下：

(1) 有多个性伴侣的妇女，或其男性性伴侣有多个性伙伴。
(2) 初次性交年龄低的妇女。
(3) 其男性性伴侣有其他患宫颈癌的性伴侣。
(4) 现在或既往有单纯疱疹病毒感染的妇女。
(5) 感染HIV的妇女。
(6) 患有其他性传播疾病的妇女。
(7) 吸烟及滥用其他物质（如酗酒）的妇女。
(8) 免疫力低下的妇女。
(9) 经济状况低下的妇女。

三、宫颈上皮内瘤变的转归

CIN是宫颈癌前病变，为宫颈良性上皮向癌变方向发展的一个过渡阶段。其上皮已有细胞学和组织学改变，不典型增生细胞在性质上已不同于正常细胞，具有异型性，同时CIN上皮细胞又具有双向分化的潜能。CIN有三种转归：①消退（或逆转）；②持续不变（或病情稳定）；③进展（或癌变）。Richart曾指出CIN的异型程度越高、累及上皮厚度越深，发展为浸润癌的可能性越大；反之，CIN的级别越低，逆转到正常的机会越大。

CIN的转归与下列因素有关：

（1）CIN的程度：随着CIN级别的增高，其发展到浸润癌的概率增大，大体上CIN有15%可发展为宫颈癌，其中CINⅠ、CINⅡ、CINⅢ发展到癌的危险性分别为15%、30%和45%。据报道，CINⅠ、CINⅡ、CINⅢ进展到浸润癌的危险性分别为正常妇女的4倍、14.5倍和46.5倍。

（2）HPV的类型：HPV的型别是CIN转归的相关因素，持续高危HPV感染者发生宫颈癌的危险性为正常人的250倍。Campion等对100例CINⅠ随访两年，发现高危HPV阳性者，56%进展为CINⅢ，而低危HPV阳性者仅20%有进展。

（3）年龄：随着年龄增长，CIN逆转率逐渐下降。Mill等发现35～39岁CIN患者的总逆转率为77%，40～60岁者为61%。

（4）其他：如干预治疗的情况、观察时间、免疫功能等。

四、宫颈上皮内瘤变的三阶梯诊断

宫颈上皮内瘤变的临床表现多无特异性，诊断基本靠辅助检查得出。近年来，宫颈病变的三阶梯式诊断程序已成为CIN普遍采用的综合早诊方法。

（一）细胞学检查

1941年希腊医生Papanicolaou发现，采取阴道及宫颈脱落细胞制成涂片，经染色可观察细胞的变异，这就是著名的巴氏涂片。临床实践证明，巴氏涂片简便易行、经济有效，世界各国都将该法作为宫颈癌筛查的一种手段引入临床。巴氏涂片已成为妇科检查的重要内容及宫颈癌普查的初筛手段。调查资料显示，自引入巴氏涂片，筛查人群宫颈浸润癌的发病率降低了70%～90%，而未筛查人群的发病率变化不大。半个多世纪以来，巴氏理论和技术对恶性肿瘤以及癌前病变的诊断起了重要的作用，其中宫颈癌的发病率和死亡率在50年间降低了70%。但是，由于涂片质量限制，巴氏涂片的假阴性率较高，可达15%～40%。针对巴氏涂片存在的问题，伴随着计算机技术和自动化技术的发展，人们对细胞学的样本采集、制片技术不断改进，一系列新的技术应运而生，液基薄层细胞学技术（TCT）和描述性宫颈细胞学诊断报告方式（TBS）是近年来细胞学检查的重大进步。TBS报告采取描述性诊断和标本满意度评估，并提出了两个针对癌前病变的术语：低度鳞状上皮内病变和高度鳞状上皮内病变。目前，TBS报告方式正逐渐替代传统的巴氏五级分类法。TCT是细胞学制片上的重要创新，该技术是将宫颈内外细胞刷洗在装有特殊缓冲固定液的容器中，然后经过离心、分层等技术将细胞团块松散并与黏性碎片分开，细胞单个分布在样本中，再将这些单个细胞均匀地转移到玻片上，最后固定染色。TCT比巴氏涂片灵敏度和特异度均高，能检出100%鳞状细胞癌和97%高度鳞状上皮内病变，假阴性率仅为2.3%，大大低于巴氏法的假阴性率。细胞学检查可于初次性生活3年后开始。年龄超过70岁、宫颈完好且近10年内细胞学检查无异常者可以停止检查。细胞学检查应每年1次，3次阴性后可改为每2～3年1次。

（二）阴道镜检查

阴道镜检查是CIN和早期宫颈癌重要的辅助诊断方法之一。阴道镜检查的目的是从视觉和组织学上确定宫颈及下生殖道的情况，评估病变，确定并采取活体组织，提高活检的准确率。若细胞学检查巴氏分类三级及三级以上或TBS报告ASCUS或LSIL以上者，应做阴道镜检查。先镜下观察，然后取3%～5%的冰醋酸涂宫颈表面。观察宫颈上皮的色泽、轮廓、病变范围，血管形态、分布，上皮组织对醋酸的反应，之后再用卢戈碘溶液涂抹宫颈，进一步观察局部上皮的着色情况。

CIN的阴道镜表现随其级别增高而呈多样化，病变范围越广，累及象限越多，图像越复杂，则预示病变越严重。

（1）LSIL（相当于CINⅠ）：轻度醋白上皮，薄而扁平，有边界，但较模糊或不规则，伴有或无细小而规则的血管，毛细血管间距小，细小的点状血管或镶嵌极少见，无异型血管（图4–4）。碘试验阴性，呈淡黄色或部分着色。CINⅠ的阴道镜所见与未成熟鳞状上皮化生、HPV感染所致的亚临床湿疣及炎性病变等较难鉴别。

（2）HSIL（相当于CINⅡ）：扁平醋白上皮，较厚，病变范围较大，边界清楚而规则，可见点状血管和（或）镶嵌，但血管形态仍较规则，血管间距增加，无异型血管（图4–5）。碘试验阴性，呈黄色或芥末黄色。

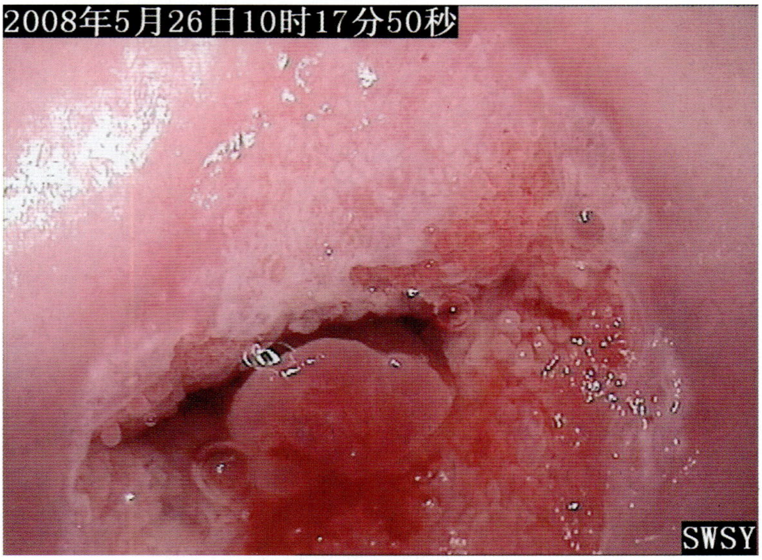

图4–4

LSIL（相当于CINⅠ），扁平醋白上皮，有细镶嵌。

（3）HSIL（相当于CINⅢ）：醋白上皮致密而厚，边界清楚，病变范围广，累及象限多，有时边缘卷曲，表面隆起不平或不规则。常见较粗大而形态不规则的点状血管和（或）镶嵌，血管间距增大不等，偶见异型血管。在CINⅢ中常见到典型的异常三联征图像（醋白上皮、点状血管、镶嵌）（图4-6）。碘试验阴性，呈芥末黄或土黄色。

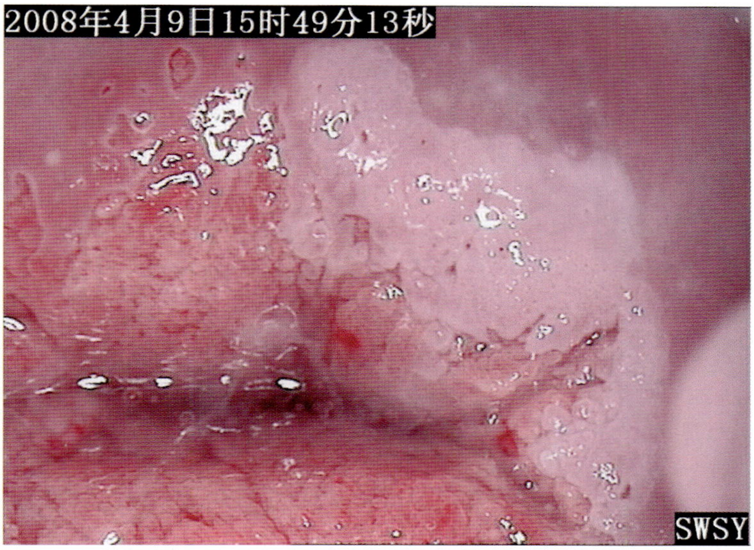

图4-5
HSIL（相当于CINⅡ），致密醋白上皮，可见柱状上皮呈"葡萄串"样改变。

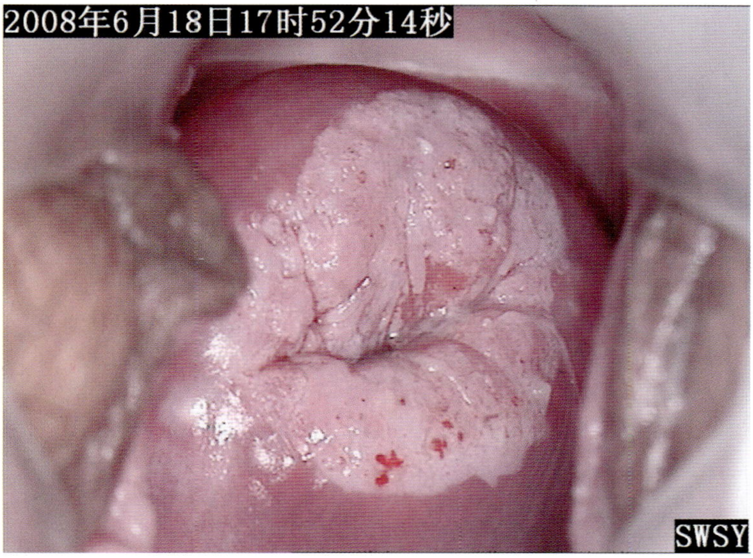

图4-6
HSIL（相当于CINⅢ），致密醋白上皮。

阴道镜诊断的正确性主要与阴道镜能否看到整个转化区、病变累及宫颈的范围、阴道镜技术水平和经验等有关。

（三）宫颈活检及颈管诊刮

CIN的诊断必须依据宫颈活体组织检查确诊。宫颈无明显病变时，可选择在宫颈转化区3点、6点、9点、12点处取材，或在碘试验不染色区、醋白上皮区、或阴道镜下取材，应多点活检，分别标记送病检，所取组织应包括间质及邻近正常组织。CIN的病理诊断和分级详见第七章第三节宫颈上皮内瘤变。

颈管诊刮有助于明确颈管内有无病变、CIN是否累及颈管。颈管诊刮的指征为：①细胞学异常提示为非典型腺细胞或临床可疑的绝经前后妇女，尤其怀疑腺癌时；②细胞学多次阳性或可疑，而阴道镜检查为阴性、阴道镜检查不满意或阴道镜下活检病理结果为阴性者。

图4−7将2006年WHO推荐的宫颈癌诊断流程加以介绍，以供参考。

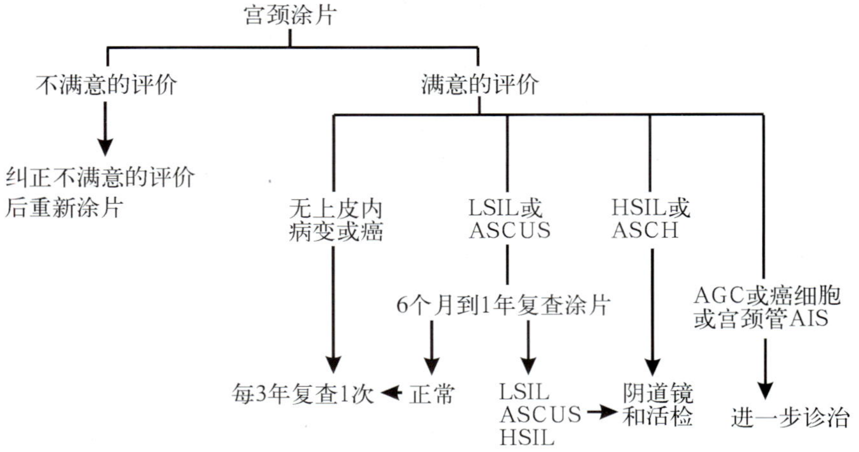

图4−7 WHO（2006）宫颈癌诊断流程

五、宫颈上皮内瘤变的治疗

CIN的治疗应遵循个体化的原则，治疗方法的选择主要取决于CIN的级别、病变范围，患者的年龄、生育要求、随访条件等。

由于CINⅠ有较高的自然逆转率，进展到浸润癌的发生率较低，因此许多学者认为对于CINⅠ的患者可以采取随访观察的方法。但是CINⅠ的组织学诊断常受到组织病理专家和阴道镜检查的影响，有研究显示初次诊断为CINⅠ的组织标本再次被病理学专家复核，结果仍被诊断为CINⅠ的为43%，非CINⅠ为41%，CINⅡ、CINⅢ为13%。因此，有学者提出，只有满足以下三个条件者可以随访，其余均应接受治疗：①阴道镜检查满意；②依从性好；③有较好的随访条件。也有学者建议CINⅠ是否治疗可根据高危HPV检测结果来决定，高危HPV检测阴性的CINⅠ可以随访，而高危HPV检测阳性的

CIN Ⅰ应给予治疗。对选择随访的患者若在随访过程中发现疾病进展或病变持续2年未缓解者应接受治疗。还有学者认为从宫颈癌防治的角度出发，应持积极态度，对所有CIN Ⅰ给予适宜的癌前阻断治疗。阴道镜下宫颈活检诊断为CIN Ⅱ、CIN Ⅲ者均应接受治疗，这一观点目前已无异议。

CIN的治疗方法有很多，主要分为三大类：药物治疗、物理治疗（或保守治疗）和手术治疗。CIN Ⅰ可采用药物治疗或物理治疗。CIN Ⅱ可行物理治疗，亦可根据情况行宫颈锥切术，一般采用宫颈环形电切除操作（LEEP）或冷刀锥切术。CIN Ⅲ国内以手术为主，年轻者有生育要求、病灶局限可行宫颈锥切术，术后密切随访；年龄较大无生育要求可行单纯子宫切除术，术前应先行宫颈锥切排除浸润癌。全子宫切除术是宫颈原位癌最常用而彻底的治疗方法。

（一）药物治疗

对于宫颈上皮内瘤变的药物治疗，目前尚缺少国际国内公认的、有效的、成熟的药物治疗方案。但是在临床实践中，对于轻度宫颈上皮内瘤变，在随访过程中，虽然CIN有自然逆转的可能，考虑到患者的心理承受能力以及患者的意愿，还是可以采取一些适当的药物进行治疗。

宫颈上皮内瘤变药物治疗的适应证为：①CIN Ⅰ的观察随访期间；②细胞学检查提示上皮细胞异常（ASCUS、LSIL）而阴道镜活检后病理诊断为急慢性宫颈炎，在随访观察期间可配合药物治疗；③CIN Ⅱ、CIN Ⅲ宫颈锥切术后随访观察期间，细胞学检查发现LSIL或ASCUS，可配合药物治疗。

目前临床上较常用的药物主要是免疫调节剂和维甲酸类药物，如阴道局部用的干扰素栓、保妇康栓等，其主要作用机制为破坏病变组织、促进正常组织再生、预防和治疗人乳头瘤病毒感染等。

（二）物理治疗

物理治疗的原理是将宫颈表面上皮破坏，上皮坏死脱落后，为新生的鳞状上皮覆盖。常用的物理治疗方法包括冷冻治疗、激光治疗和电凝治疗等。这些治疗具有治疗费用低、对术后妊娠影响少、可在门诊进行等优点，但由于无法取组织送病理检查，可能存在着漏诊宫颈早期浸润癌的风险，因此治疗前必须严格评估。

物理治疗的适应证包括：①病变全部局限于宫颈表面，没有扩展到阴道或颈管；②通过阴道镜检查、宫颈活检证实病变程度≤CIN Ⅱ；③未提示腺体不典型增生。

采用物理治疗需要注意以下几点：①治疗前必须详细检查，准确诊断，并须排除浸润癌；②治疗前应做颈管诊刮；③月经干净后3～7 d进行；④治疗应达足够的深度，不应少于4 mm；⑤治疗后应长期随诊，包括细胞学、阴道镜和病理检查。

1．冷冻治疗

用特制快速冷冻装置，使宫颈表面病变组织冷冻、坏死、脱落。常用的冷冻剂有液氮、液态CO_2等。一般认为冷冻治疗宜用于病变局限的CINⅠ、CINⅡ，治愈率可达90%～97%。冷冻治疗简易有效，没有电灼所产生的疼痛，治疗深度可达3～4 mm。

2．激光治疗

用特制的激光仪照射宫颈局部组织，利用激光对病变组织的光热效应，使组织炭化、结痂、脱落，常用CO_2激光仪。激光治疗具有操作简便、治疗精确、组织愈合快等优点，缺点是患者疼痛明显、出血多、深度不易掌握、烟雾大、操作者需保护眼睛等。

3．电凝治疗

采用电熨器将病变组织烧灼或电烫后，使其凝固、坏死、脱落，被新生鳞状上皮代替。电凝治疗的优点为治疗面积较广、深度可达3～4 mm，治愈率可达90%～95%，但电凝不宜过深，否则会引起疼痛和术后出血。治疗时常需要麻醉。

（三）手术治疗

手术切除性治疗包括LEEP锥切和冷刀锥切，用于病变延及宫颈管内、阴道镜检查不满意、治疗后复发或病变持续存在的CINⅠ患者。切除性治疗的优点是可获取病变组织的标本，明确诊断，并降低漏检率。但切除的范围大，创伤大，对生育有可能产生不良影响。尤其是冷刀锥切，术后发生宫颈粘连、流产、早产、急产的可能性明显增加。LEEP近年来被普遍采用。

1．LEEP

LEEP由法国学者Cartier于1981年首创，是一种新型电切疗法。LEEP是采用高频电波刀原理，由电极尖端（loop金属丝）产生3.8 MHz的超高频电波，在接触组织后，因组织本身的阻抗，吸收此电波而产生瞬时高热，迅速加热细胞内水分形成蒸汽波快速切割组织。LEEP具有操作简单快捷、安全可靠、并发症少、价廉、便于门诊治疗等优点，近年来应用日渐广泛。

对于病变面积较小、程度较轻者可选用圆形刀头，它切出的标本呈浅碟形，也有人称之为小锥切。对于病变较重或面积较大者，应选用三角形刀头，它切除的标本呈圆锥形，适用于CINⅠ、CINⅡ，或宫颈中、重度糜烂伴宫颈肥大者。常用刀头及切除标本如图4-8～图4-11所示。

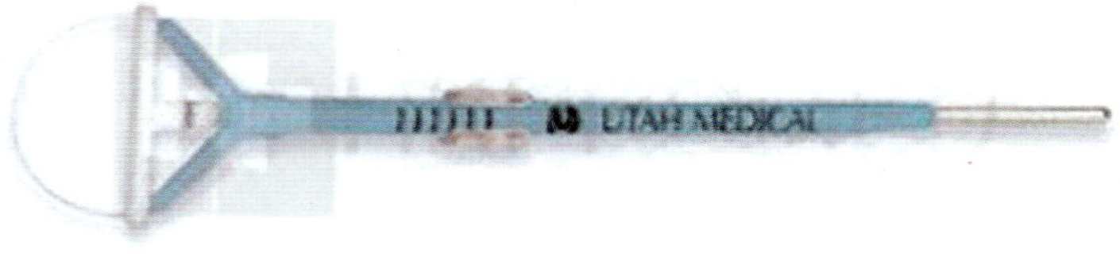

图4—8

环形电极刀头。

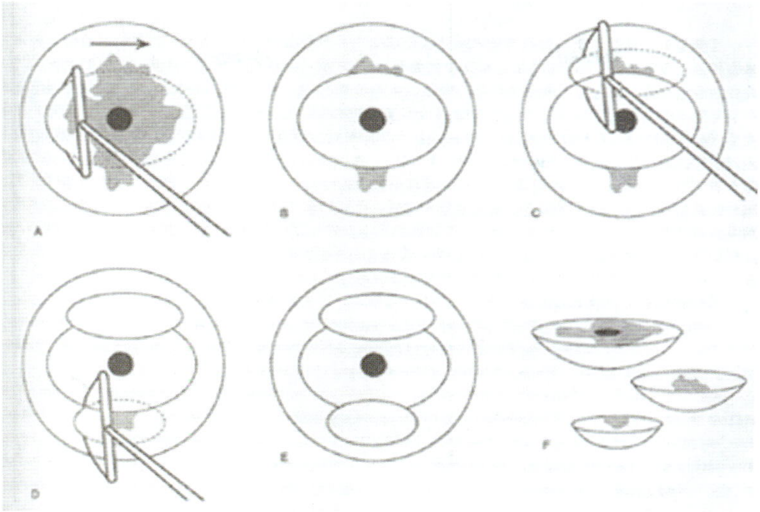

图4—9
碟形切除(或小锥切)。

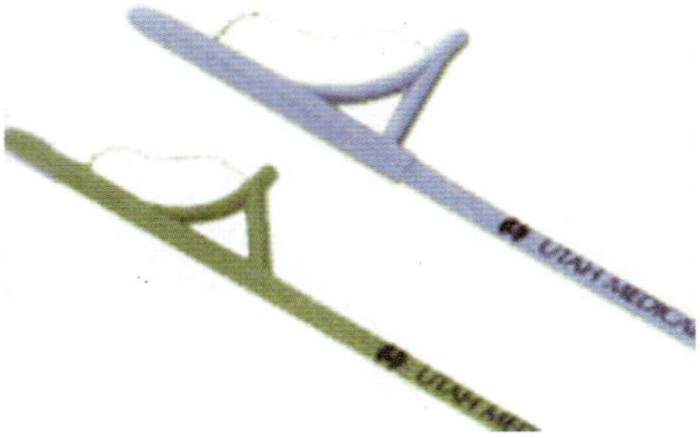

图4—10
三角形电极刀头。

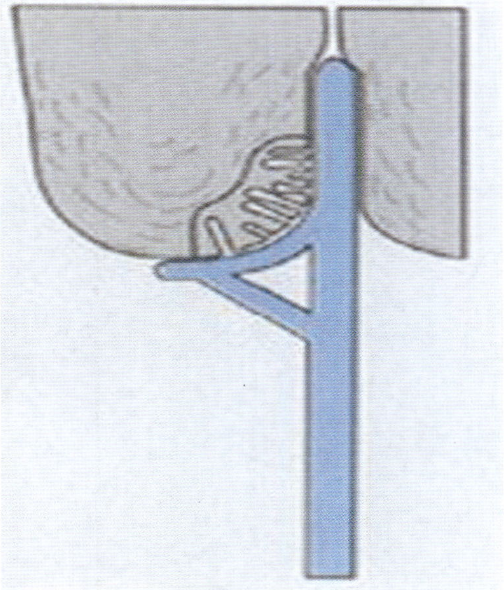

图4—11
圆锥形切除示意图。

LEEP治疗的指征为：①持续CIN Ⅰ无条件随访者，或CIN Ⅰ伴高危型HPV感染者；②CIN Ⅱ、CIN Ⅲ；③宫颈重度糜烂、宫颈肥大保守治疗效果不好者。对于CIN Ⅲ，作者主张入院冷刀锥切。

宫颈LEEP的操作要点及切除范围：①技术参数：功率输出为40～60 W，常用的圆形电极尺为20 mm × 10 mm和10 mm × 10 mm，方形电极为10 mm × 10 mm

以及三角形电极。②手术过程：消毒、局麻、碘试验，CIN Ⅰ适合圆形电极切除宫颈表面组织，而CINⅡ、CINⅢ适合三角形电极切除宫颈及颈管组织，操作时要垂直加压、水平切割，切除标本呈组扣状或圆锥状。③切除范围：CIN Ⅰ及其他良性病变，锥顶深度为1.5 cm,范围超出碘示区外侧1 mm。CINⅡ锥顶深度为1.5～2 cm，范围超出碘示区外侧3 mm，CINⅢ锥顶深度为2～2.5 cm，范围超出碘示区外侧3～5 mm。④止血：采用球形止血电极和消炎止血药如Monsel's solution（蒙塞尔液）。⑤标本：标记、组织固定送病理检查。

LEEP治疗CIN的治愈率为89.4%～93.3%，并发症的发病率为2.7%～14.1%。常见并发症有出血、感染、宫颈管狭窄。LEEP行宫颈移行带切除时很少出现围术期出血，术后约1周开始阴道有少量血性分泌物，持续5～15天，LEEP治疗后晚期出血发生率为0～4%，可采用阴道填塞止血，多不需住院治疗。感染的发生率低于5%。宫颈管狭窄的发生率为0.5%～4%，主要发生于切除病变较深的患者。术前排除和治疗阴道、宫颈感染，术后预防性应用抗生素，掌握手术范围和深度是预防宫颈管狭窄和粘连的有效措施。LEEP术中未能完全切除病变是其另一缺点。文献报道，LEEP治疗后宫颈标本边缘阳性率达3%～15%，但由于切除过程中的电烧作用，此类患者LEEP后复发率较低，约为2.5%。LEEP锥切如切除范围和深度掌握得当可使宫颈外形仍保持原有正常形态（图4–12）。

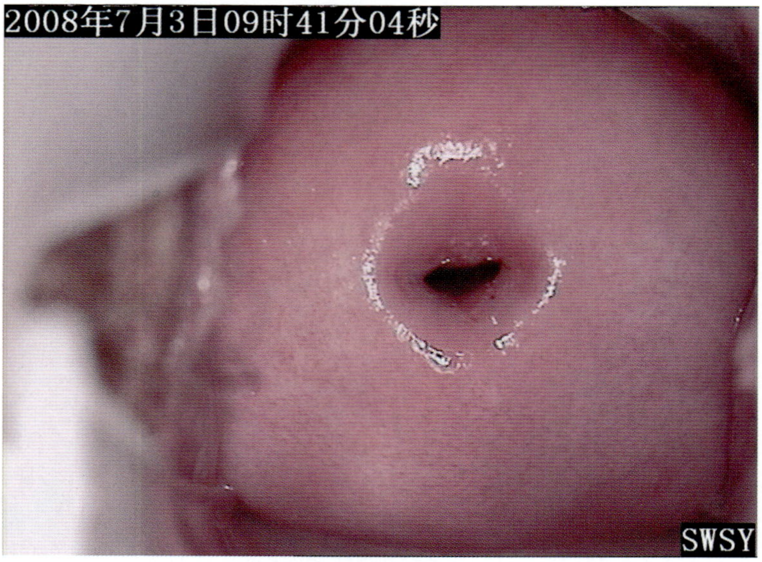

图4–12

LEEP锥形切后宫颈外形完全恢复至正常形态。

2．冷刀锥切

宫颈冷刀锥切是治疗CIN传统经典的方法，既可以满意有效地切除病变，又可以保留宫颈的解剖结构、功能及患者的生育要求。宫颈冷刀锥切治疗CIN的成功率达70%～100%。

冷刀锥切的指证为：①不愿意随诊和拒绝接受物理治疗的CINⅠ、CINⅡ患者；②合并持续高危HPV感染的CIN患者；③CINⅢ（包括原位癌）患者。

冷刀锥切锥体底面为子宫颈外口，应在碘染不着色区边缘外2～3 mm处做环行切口，切口深度应达宫颈间质，长度应根据病变程度决定可达1.5～2 cm，即包括部分宫颈管，应将宫颈鳞柱交界处及转化区完全切除。锥切的宫颈标本应做标记，一般在宫颈12点处缝线标记；锥切的标本应进行充分取材，对可疑部位做连续切片，如仅依据少数切片进行检查则失去锥切的意义，并难以做出精确的诊断和治疗。

冷刀锥切的并发症包括术中、术后早期和术后晚期出血，感染，宫颈管狭窄，宫颈内口松弛导致流产或早产等。

（四）妊娠合并CIN的处理

由于宫颈癌的发病年轻化及女性推迟生育、对产前检查的重视以及规范的防癌筛查，发现宫颈涂片细胞学异常的孕妇亦逐渐增加，因此对宫颈上皮内瘤变合并妊娠的问题也越来越受到人们的重视。

妊娠合并CIN的定义目前尚未统一，妊娠期CIN多指从受孕开始到产后8～12周诊断的患者。孕期CIN患者占妊娠妇女的0.7%～5%，发病率与非孕期妇女相似。妊娠合并CIN的临床表现与非妊娠期CIN患者相似，无特异性。一般无明显症状，或有一般宫颈炎的症状，如白带增多、偶有白带带血丝、同房后少量阴道出血等。

妊娠期CIN的筛查与非孕期基本相同，可采用三阶梯诊断技术进行筛查，即宫颈细胞学检查→阴道镜检查→活组织病理学检查。正常的宫颈不会因为行涂片检查诱发大出血，更不会因此诱发流产。对细胞学检查结果异常的妊娠妇女均应行阴道镜检查。由于妊娠期宫颈有其特殊的阴道镜图像改变，所以应当由有经验的阴道镜医生进行检查。妊娠期宫颈活检时容易出血，因此，活检取材不可过深、过广，活检后适当延长压迫止血的时间可减少并发症的发生。阴道镜下直接活检虽然可在妊娠的任何阶段进行，但多数学者建议在孕中期进行，可最大限度地降低妊娠意外。宫颈管搔刮不仅可刺激前列腺素的分泌导致流产，而且也可导致感染，故孕期禁止宫颈管搔刮。妊娠期宫颈锥切的危险性较大，可引起流产、早产、感染及大出血等，故妊娠期诊断性宫颈锥切的指征仅限于阴道镜下活检证实为微小浸润癌而不能排除浸润癌者，以及没有经阴道镜活检确认，但持续的细胞学检查表明为浸润癌者。宫颈锥切的最佳时机是孕14～20周，在近分娩前4周内不应做锥切。为了尽可能地降低母婴并发症，应采用较保守的锥切，由于锥切后残端病变的残留率较高，所以产后仍应密切随访。总之，妊娠期锥切应严格掌握适应证，慎之又慎。

目前的研究结果显示，没有证据证明妊娠会促进CIN的发展，所以多主张妊娠期CIN采取保守治疗。对于妊娠期CIN者，其处理应根据病变的级别、孕龄以及患者与家属的意愿综合考虑。由于CINⅠ、CINⅡ自然消退或病变稳定存在的概率高，因此对于妊娠合并CINⅠ、CINⅡ的患者，可暂不做治疗，但需定期做细胞学和阴道镜检查，在严密观察下至足月分娩；若无产科指征，原则上经阴道分娩。产后6～8周进一步检查，根据活检结果做相应的处理。对于CINⅢ（包括原位癌）应根据孕龄、患者对胎儿的渴望程度决定，原则上不必终止妊娠，但必须给患者及其家属讲明可能发生的各种情况，并必须严密随访至足月妊娠，可选择剖宫产分娩。产后6～8周仍确诊为CINⅢ，处理方法同非妊娠期患者。

第二节　宫颈癌

宫颈癌为女性恶性肿瘤中最常见者，占女性生殖器恶性肿瘤的首位。患者年龄以40～60岁最多，60岁以后又有下降趋势。但近年来，由于HPV感染的蔓延，宫颈癌发病出现明显年轻化趋势，严重威胁年轻女性的健康与生命，已受到妇产科医生的高度重视。

图4-13将2006年WHO推荐的宫颈癌综合防治流程加以介绍，仅供参考。

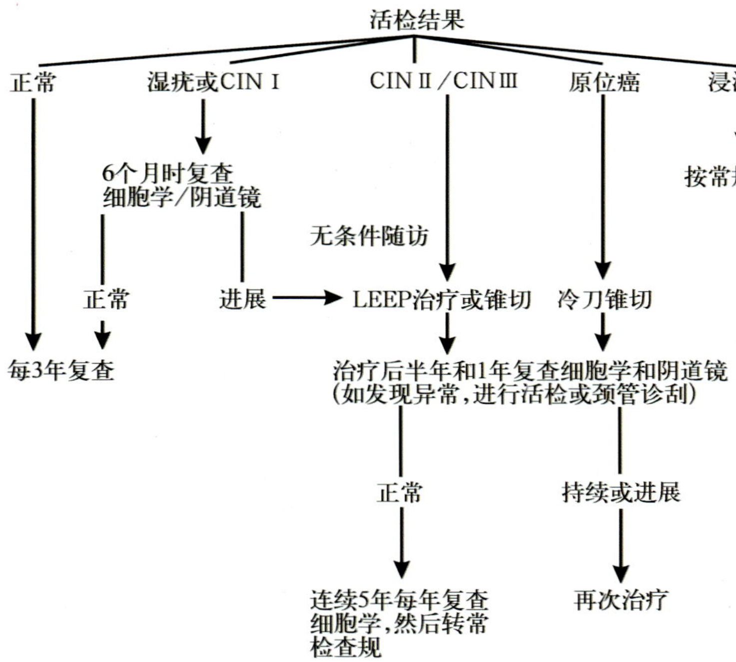

图4-13　WHO（2006）宫颈癌综合防治流程

宫颈癌早期阶段可无任何症状，随着病情的发展可出现白带增多及接触性出血，分泌物多为洗肉水样或米汤样，伴有恶臭，如肿瘤为菜花形则极易出现阴道出血，有时出血量大，十分凶险。晚期出现因压迫周围神经而引起的下肢疼痛或盆腔部位剧烈的疼痛，若压迫输尿管则出现肾盂积水、尿毒症。如有远处转移，会出现相应部位的症状。

细胞学检查、阴道镜检查、组织病理学检查是诊断宫颈癌的有效手段。

细胞学检查：早期阶段，细胞学检查可见标本片背景很脏，细胞核明显增大浓染、染色质颗粒粗糙、核畸形常见，细胞大小不一、外形异常，细胞浆明显减少、核浆比改变。若为宫颈腺癌，细胞核膜增厚、核仁增多。除细胞学检查外应辅以阴道镜检查，在阴道镜指导下对可疑病变部位活检，可大大提高活检的阳性率。

宫颈癌的阴道镜图像：由于宫颈癌表现有局部组织的明显增生，因而其血管也呈适应性生长，并经常出现异型血管，如逗点状血管、螺旋状血管、血管排列紊乱等表现。早期宫颈癌其病变尚局限在基底层，肉眼观察宫颈可能呈光滑状。但阴道镜检查可见到局部血管呈“基底”改变，也可出现镶嵌改变，上皮出现白斑改变。

发展至浸润癌阶段，肿瘤往往突出宫颈表面。由于血管的生长速度难以适应肿瘤的快速生长，故引起局部缺血、水肿，阴道镜下整个背景呈橘黄色改变。癌组织向表面突出，可出现乳头状基底；癌组织如呈溃疡状改变，则往往有一锐利边缘。癌灶如伴有感染、坏死，其表面被覆一层灰黄色、混浊无结构之薄膜，镜下呈猪油样改变。肿瘤如为内生型，宫颈表面呈现殷红色无结构之图像，称无特殊红色区，质硬、易出血。癌灶旁往往伴发有单纯白斑、白斑基底、白斑镶嵌等改变。

组织病理学检查：是诊断宫颈癌的金标准，也是宫颈癌的确诊手断。宫颈癌常见的是宫颈鳞癌和宫颈腺癌，当然还有很多其他组织学类型，详见第七章的有关内容。

宫颈癌诊断的重点是早期筛查，以期在癌前病变阶段得以发现，并采取有效的阻断性治疗，可以大大降低宫颈癌的发生率。即使在癌前阶段没能被发现，也应尽量在早期阶段被发现，特别是微小浸润癌。近年来关于早期宫颈癌保留生育功能的手术已获得飞速发展，腹腔镜盆淋巴清扫+经阴道根治性宫颈切除术对于年轻且希望保留生育功能的女性而言，无疑是一福音。新辅助化疗的应用为局部晚期宫颈癌创造了手术条件，改善了预后。放化疗观念的确立，增加了放疗效果，提高了成活率。随着科技的进步和医疗水平的提高，特别是HPV疫苗的应用和普及，宫颈癌可能成为既可预防又可根治的妇科恶性肿瘤。

第五章
宫颈液基细胞学诊断方法和诊断标准

第一节 正常及异常宫颈脱落细胞

一、正常阴道、宫颈上皮细胞学

正常阴道、宫颈表面均被覆复层鳞状上皮，这些鳞状上皮在妇女一生的不同阶段有不同的变化，如在月经周期中受雌激素、孕激素的周期性变化的影响，上皮细胞的形态也会发生相应的变化。它的形态学改变可以敏感地反映出妇女体内雌激素、孕激素周期活动的规律，也可准确地表达雌激素水平的高低。因此，通过阴道脱落细胞学检查，可以了解妇女体内雌激素、孕激素的变化规律及雌激素水平，到目前为止仍不失为一简单、有效、经济的方法。

二、正常阴道、宫颈上皮细胞形态

1．正常女性生殖道上皮细胞

（1）鳞状上皮细胞：阴道及宫颈阴道部表面均被覆鳞状上皮细胞，该上皮的生长、分化主要受卵巢所产生的雌激素的影响，而孕激素的作用是促使上皮细胞脱落。正常成年妇女阴道上皮细胞分为三层，即底层、中层、表层。

1）底层细胞：相当于组织学上的深棘层，按其外形及核浆比又可分为内底层细胞和外底层细胞。

A．内底层细胞：为上皮细胞中最小、最幼稚的细胞。细胞呈圆形，胞浆嗜碱，染深蓝色，细胞核较大，核浆比为1：1。大小为白细胞的4～5倍（图5–1）。

B．外底层细胞：细胞呈圆形或卵圆形，大小为中性多核白细胞的8～10倍。染浅蓝色，核浆比为1：(2～3)（图5–2）。

2）中层细胞：相当于组织学上的浅棘层，系由底层向表层的过渡型。外表呈船形或梭形，又称舟状细胞，胞浆染淡蓝色，核浆比为1：(3～5)。此类细胞妊娠时较多见（图5–3）。

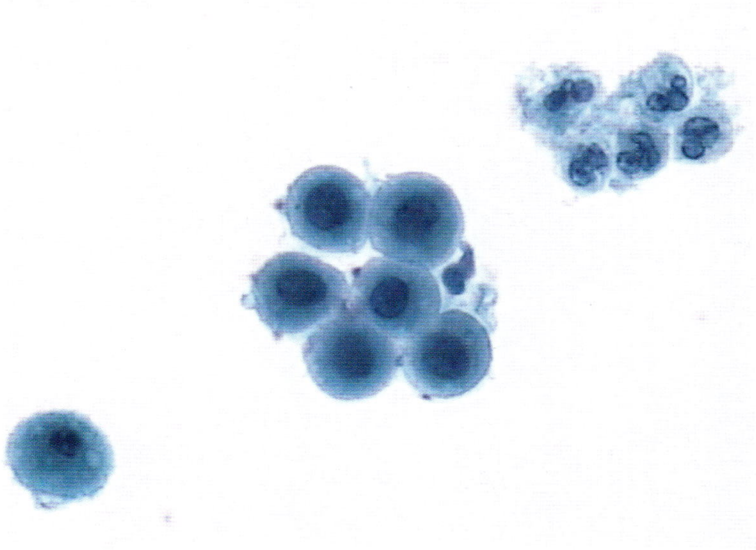

图5—1
中间一群内底层细胞，胞浆蓝染，核染色质均匀，核浆比为1∶1。左下为一外底层细胞。×400

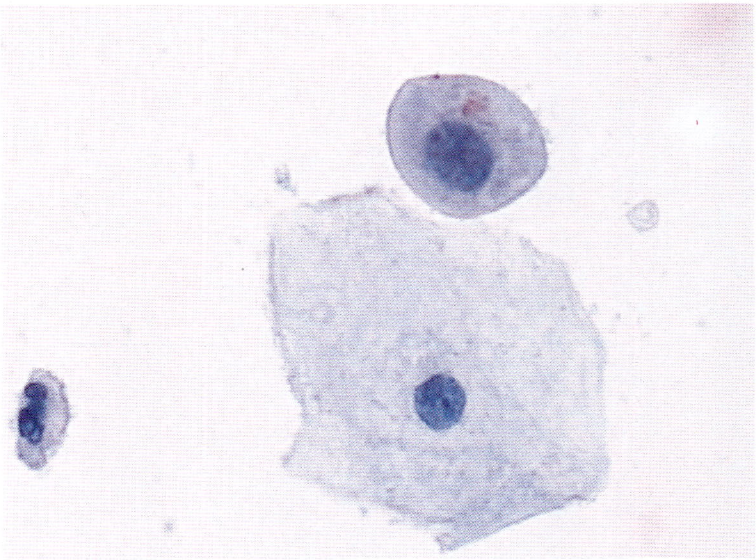

图5—2
上方为一外底层细胞，比内底层细胞稍大，核浆比为1∶2。×400

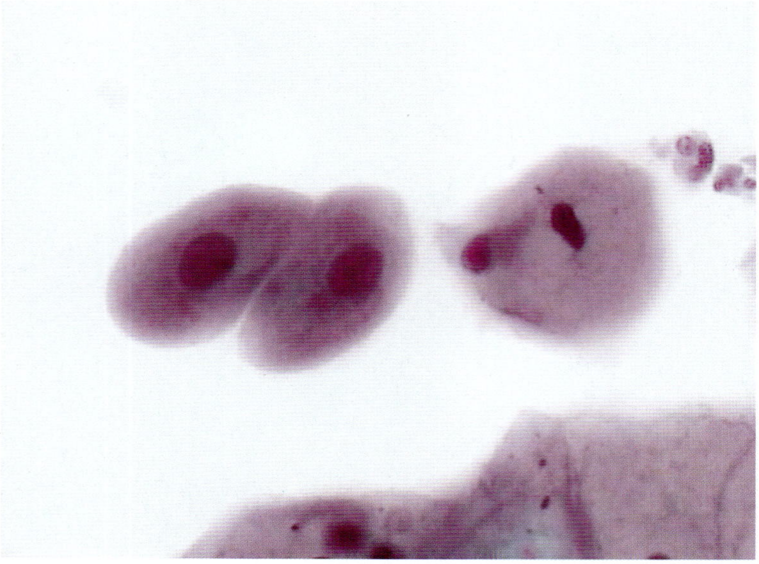

图5–3
左侧为两个中层细胞，蓝染，胞浆丰富，外观呈典型舟状。×400

3）表层细胞：即组织学上的表层细胞，外形呈大方块多边形，根据胞浆和胞核的不同特征又可分为以下两型（图5–4）。

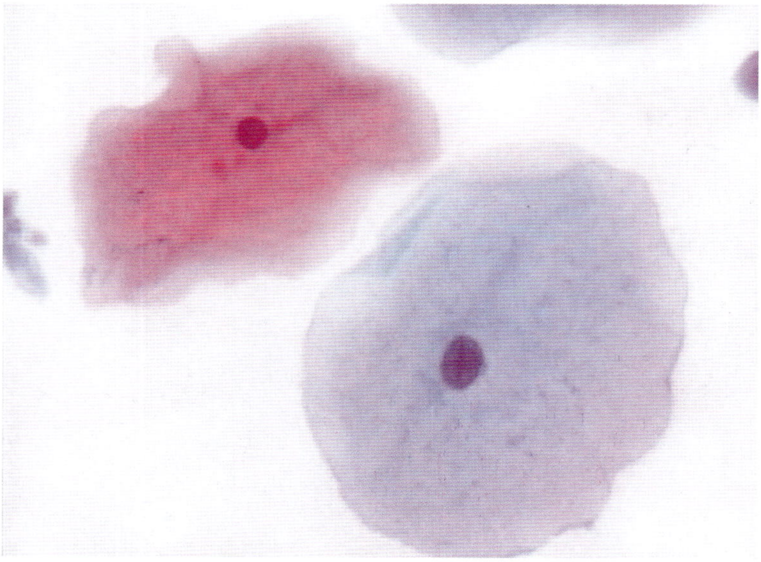

图5–4
两个表层细胞：左侧为致密核表层细胞，大多角形，胞浆红染；右侧为网状核表层细胞，胞浆蓝染，核疏松。×400

A．网状核（疏松核）表层细胞：又称角化前细胞，呈大方块多边形，有钝角，胞浆丰富，染淡蓝色，细胞核染色质呈网状，疏松。观察卵巢功能时将其列入中层，故又称大中层细胞。

B．固缩核（致密核）表层细胞：核固缩变小，染色质致密深染，胞浆可染成粉红色或淡蓝色。

上皮细胞形态变化规律：①细胞体积由小变大；②细胞核由大变小；③胞浆染色由嗜碱（蓝染）变嗜酸（红染）。

（2）柱状上皮细胞：此类细胞来源于子宫颈、子宫及输卵管内膜的上皮。根据其来源及外形可分为宫颈内膜细胞和子宫内膜细胞。

1）宫颈内膜细胞：

A．纤毛型宫颈内膜细胞：细胞为立方矮柱形，带有纤毛，一般为一个核，呈圆形或卵圆形，染色质不均匀，有几个集结点，核仁可见。绝经后比较多见（图5–5）。

B．分泌型宫颈内膜细胞：排卵期多见，胞浆内充满透明黏液，有时有空泡，细胞核常被挤压于基底部，胞浆染粉红色或淡蓝色，成堆出现，正面观呈棋盘状或蜂窝状，侧面观呈栅栏状（图5–6）。

2）子宫内膜细胞：也分为纤毛型和分泌型两种。但涂片中不易区分，体积比宫颈内膜细胞小，常密集重叠浓染，常出现在经前或经期（图5–7、图5–8）。

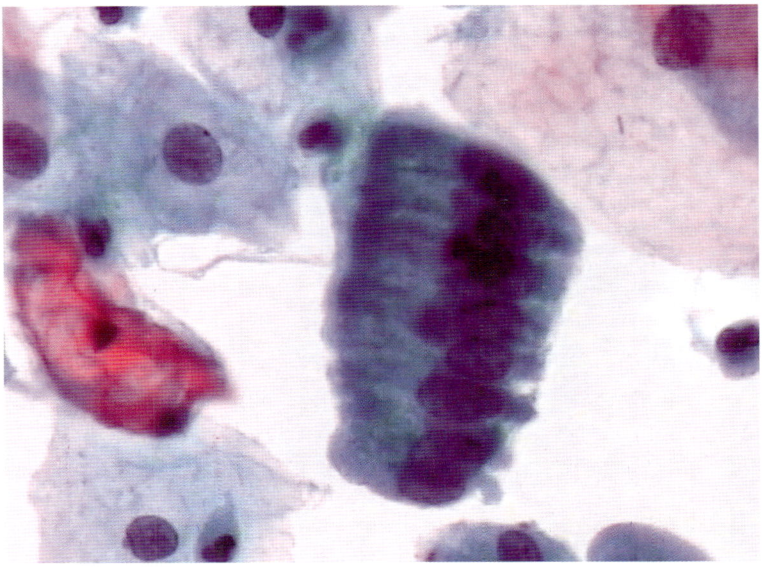

图5–5

栅栏状排列的宫颈柱状上皮细胞，核位于细胞下端，上端可见纤毛。×400

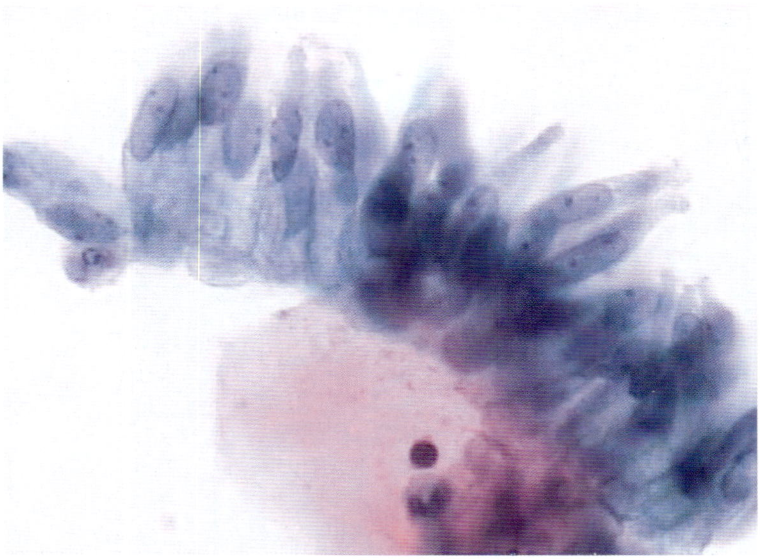

图5–6
一排分泌型宫颈内膜细胞，胞浆内充满透明黏液。×400

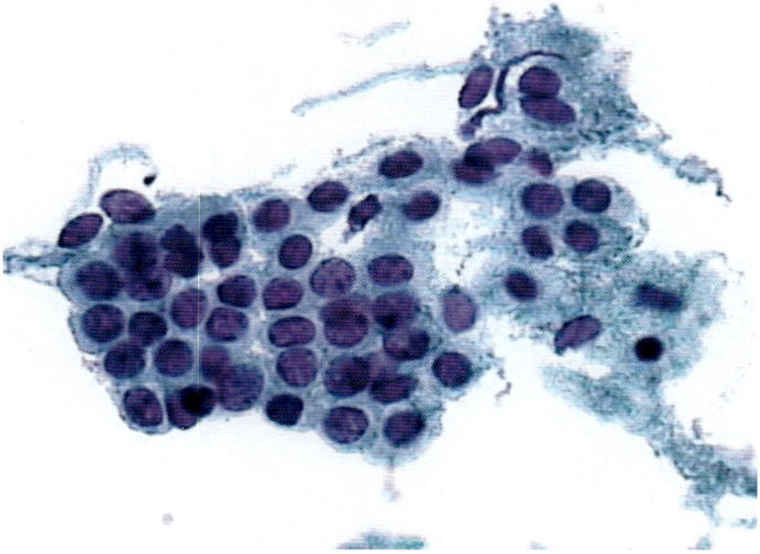

图5–7
一群子宫内膜细胞，多成群出现，小于宫颈内膜细胞。×400

2．涂片中的非上皮成分

（1）白细胞：涂片中见到的主要是中性多核白细胞，核呈分叶状，有时也可见到嗜酸性粒细胞，可作为估计细胞大小的指标（图5–9）。在阴道炎、宫颈炎时，白细胞明显增多。

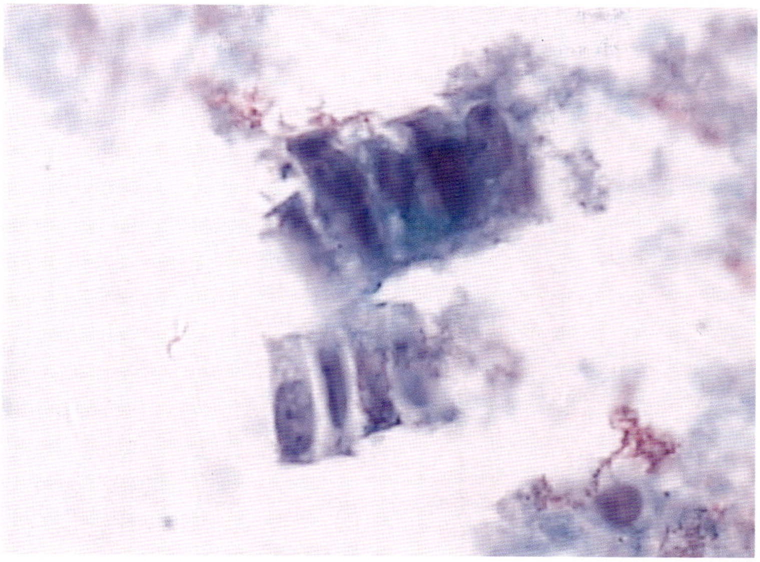

图5—8
比较少见的子宫内膜细胞侧面观，胞浆内充满透明黏液，尚未出现典型的核被挤压（从分泌期子宫内膜取材）。×400

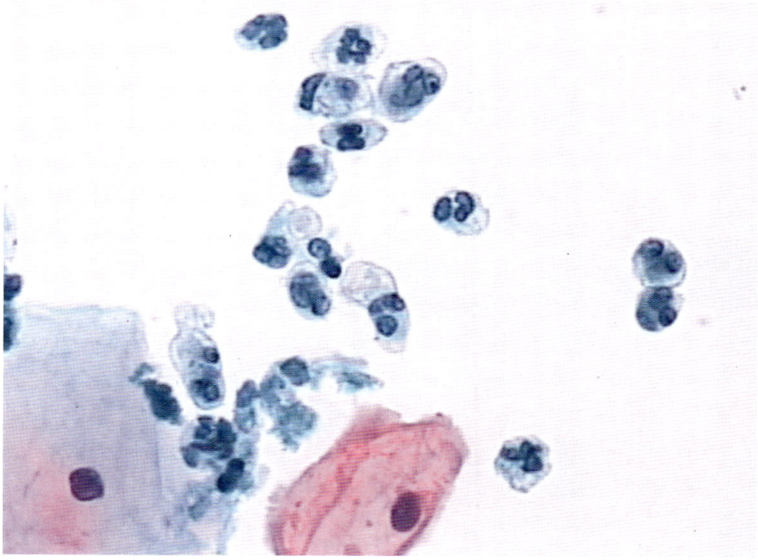

图5—9
一群白细胞，核呈分叶状。×400

（2）红细胞：涂片中见到新鲜红细胞多因刮片时损伤引起。若涂片中见到染成棕黄色的陈旧性出血应引起注意，晚期癌肿时常可见到此种现象（图5—10）。

（3）小组织细胞：小型组织细胞大小介于白细胞和外底层细胞之间，核多呈圆形或卵圆形，胞浆染淡灰色或粉红色，呈泡沫状，边界不清，涂片中常成群出现（图5-11）。

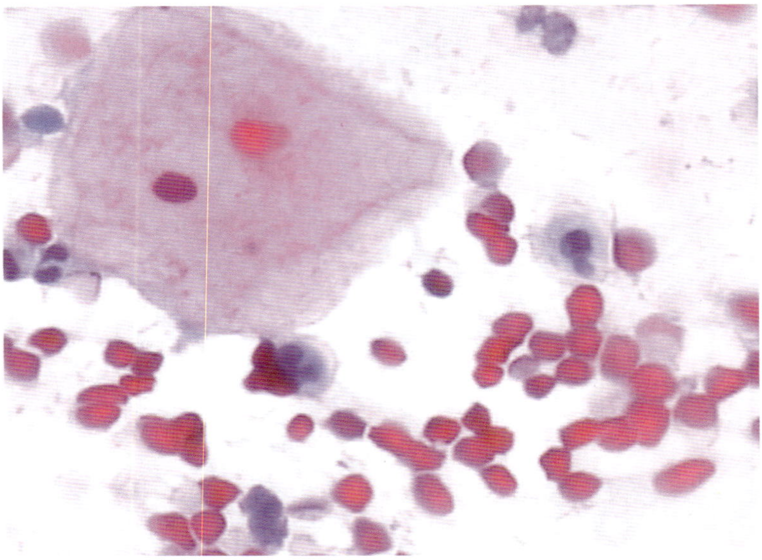

图5-10
图片中见大量新鲜红细胞及少量白细胞。×400

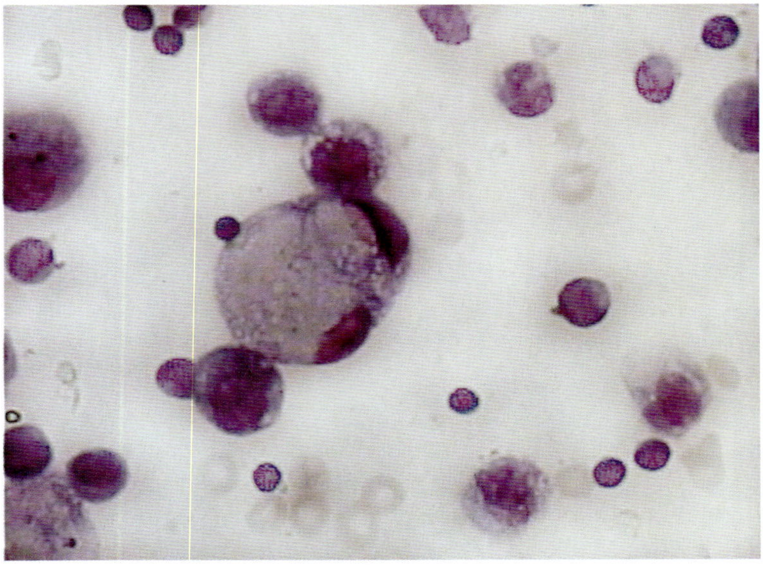

图5-11
小组织细胞，胞浆呈泡沫状，蓝染，细胞核偏心，弯月状。×400

（4）巨型组织细胞：又称巨吞噬细胞。细胞巨大，细胞核可多达数个至数十个。涂片中一般不常见到，在慢性炎症、流产或放射治疗后多见（图5–12）。

（5）假丝酵母菌：是阴道内常见的真菌，包括菌丝和芽孢。菌丝呈树枝状，芽孢呈小圆点状，可成堆出现（图5–13）。

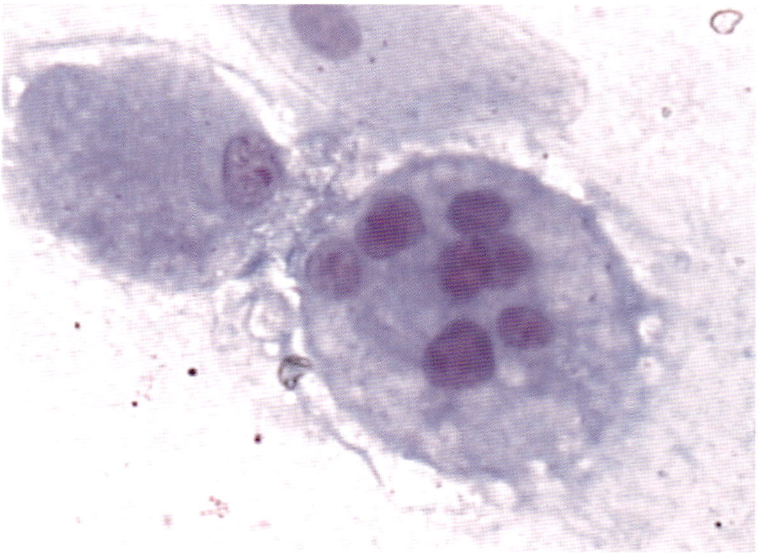

图5–12

巨型组织细胞，又称巨吞噬细胞，多核，胞浆蓝染，胞膜不具体，有时可变形。×400

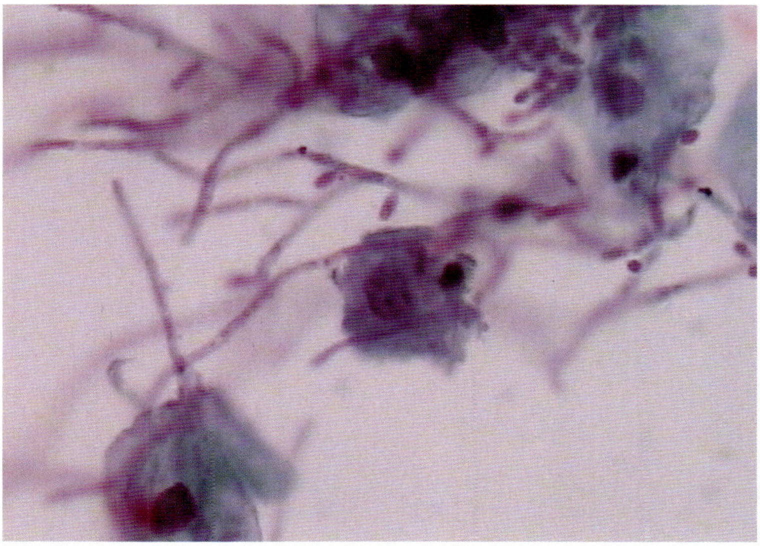

图5–13

假丝酵母菌，可见染成紫红色的菌丝及孢子。×400

（6）纤毛菌：亦属真菌的一种，镜下呈黑色发丝状，成丛或成束出现（图5–14）。

（7）放线菌：放线菌是介于细菌和真菌之间的一类生物，镜下大多有发达的分支、丝状的菌丝（图5–15）。

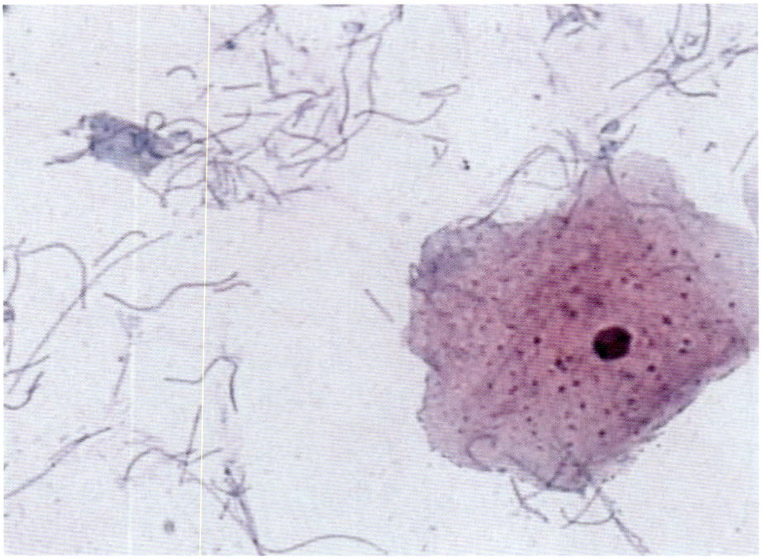

图5–14

纤毛菌，图中可见状如发丝的纤毛菌，也属真菌的一种。×400

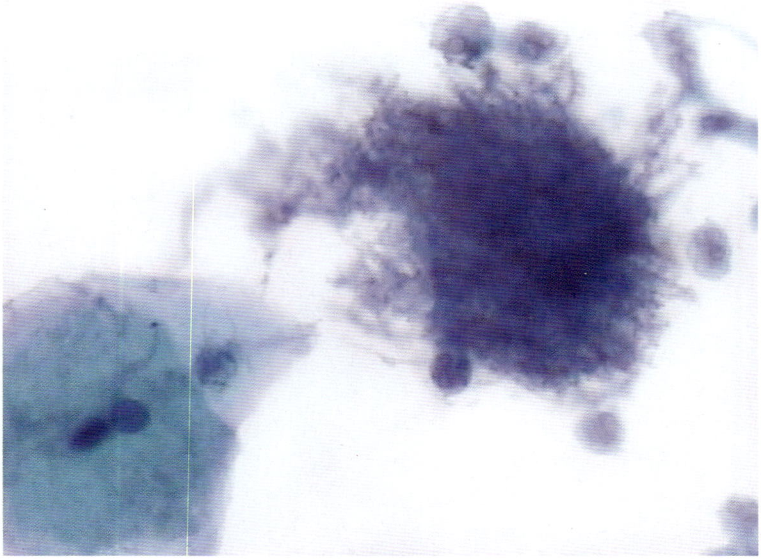

图5–15

放线菌，细丝样病原体，状如驼毛，有时见于带有宫内节育器的妇女。×400

（8）滴虫：呈椭圆形或梨形，稍大于白细胞，巴氏染色时胞浆呈淡蓝色，鞭毛不易见到（图5−16）。

（9）细菌：最多见为阴道杆菌，呈棒状，在排卵期后及妊娠期多见（图5−17）。涂片中也可见到球菌，特别在哺乳期、绝经期阴道炎时多见。

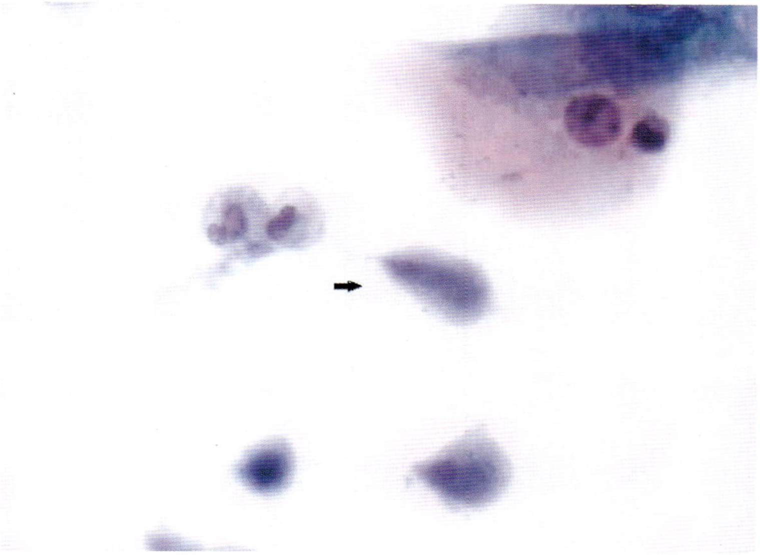

图5−16
阴道毛滴虫，呈两端稍尖的椭圆形，略大于白细胞，胞浆蓝染，胞核呈长形，有时可见鞭毛。箭头所指为滴虫。×400

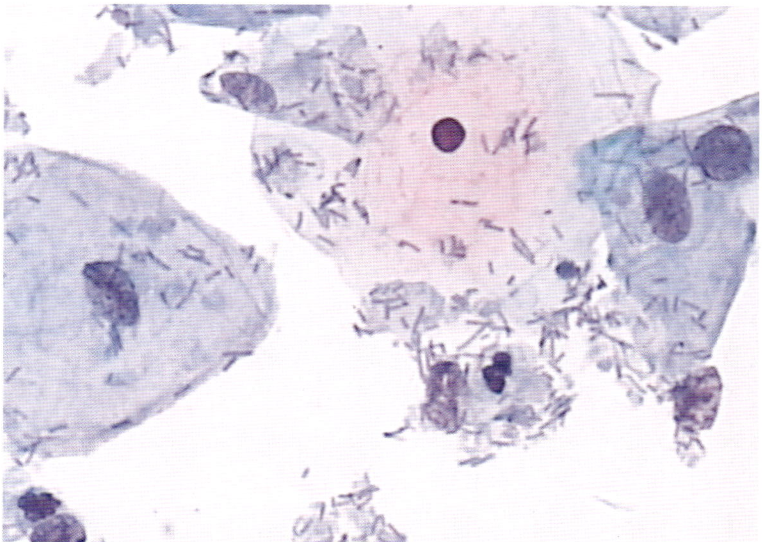

图5−17
阴道杆菌，棒状，分散分布，常黏附于细胞表面。×400

（10）精子：呈蝌蚪状，包括头、颈、尾三部分，多成群出现（图5-18）。

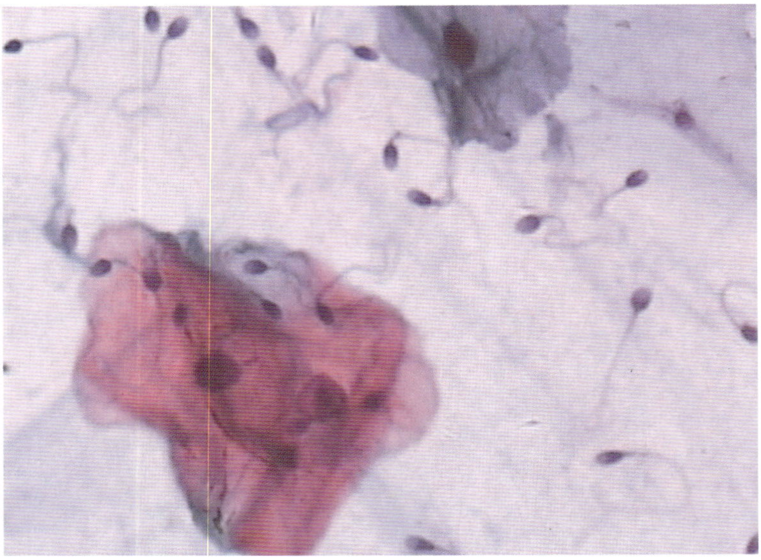

图5-18
精子，染灰蓝色，分头、颈、尾三部分。×400

（11）其他：如黏液、纤维蛋白、苏木素沉渣等。

第二节　制、阅片技术的进展

20世纪40年代，希腊医生Papanicolaou首先将宫颈细胞涂片应用于宫颈癌的诊断，并在美国妇产科杂志发表文章，介绍了细胞涂片对诊断宫颈癌的价值，得到了妇产科医生的认可。该项技术很快被推广到世界各国。阴道细胞学检查的推广应用使很多宫颈癌患者被早期发现，获得了及时治疗，大大降低了病死率，时至今日该项技术仍在一些国家广泛应用。由于他的卓越贡献，奠定了他作为“细胞学之父”的地位，开创了宫颈细胞学及现代诊断细胞学的新纪元。1954年正式提出了巴氏五级分类标准，一直沿用至今。由于时代及技术的限制，逐渐暴露出巴氏制片技术的缺陷，由于是人工涂片，使标本厚薄不一，且采集的细胞标本不能全部涂在玻片上，丢失较多。故巴氏涂片阳性检出率偏低，而假阴性率较高。90年代制片技术出现了突破性进展，美国Cytyc公司推出了新柏技术（thin-prpe），国内称之为TCT（thin-prep cytology test）检测，该方法给传统的制片技术带来革命性进展。它制出的细胞标本片薄而均匀、细胞丢失少，因而提高了阳性检出率。

为了提高阳性检出率，除与制片技术有关外，还与阅片者的水平、熟练程度、责任心密切相关。对于阅片方法，最初是用单目光学显微镜，观察时不太方便，后改进为双目显微镜。为了教学的方便，又生产出了可供多人同时观察的教学显微镜，主镜上安装有可调节的指示箭头，这样可以指导学生同时观察一个细胞，大大提高了教学质量。随着电子技术的进步，又研制生产出了可将图像进行数字传输的显微镜，将欲观察的图像显示在液晶屏上，并配有计算机及彩色打印机各一台，不仅能存储、调阅图片，还能打印附有彩图的诊断报告。随着计算机技术的发展和应用，80年代后期，研制出了电脑显微扫描仪（PAPNET scanner），中国称之为CCT检查。该项检查可将宫颈细胞涂片放显微镜下进行电脑扫描，根据涂片面积大小，计算机可将其分为3 000～5 000个区域，再按区域全面扫描。扫描分两步进行，分别用200倍和400倍放大，最后选出128个“病变”最明显的细胞，通过自动对焦的数码相机录入计算机，再刻录到光盘上。细胞病理医生通过计算机显视屏阅读检出的128个细胞。如发现可疑细胞，可借助自动定位系统在原涂片上找到该细胞，由病理医生对该细胞或全片进行评估，进而做出正确诊断。但有研究表明，如用该系统进行初筛，其敏感性可能低于有经验的专业人员。1995年美国食品及药品管理局（FDA）批准把电脑显微扫描仪用于实验室质量控制工作，对人工筛查阴性的涂片进行复查，以期检出可能存在的假阴性涂片。该系统在阴性涂片质控复查中的敏感性相当于专业人工复查。

总之，随着科学技术的飞速发展，不管是制片技术或是阅片技术都有了长足进步。

第三节　诊断标准的演变

一、巴氏五级分类

1．原始分类

Ⅰ级：正常，为正常的阴道细胞涂片。

Ⅱ级：炎症，细胞核普遍增大，淡染或有双核，有时染色质较多，胞浆可有变形，有时可见核周晕或浆内空泡。

Ⅲ级：可疑癌，胞浆变少，核增大，核形可以不规则或双核，染色加深，数量可较多而核异型程度较轻，是正常细胞向癌细胞发展的过渡阶段。

Ⅳ级：高度可疑癌，细胞具有恶性改变，核大深染，核形不规则，核染色质颗粒粗、分布不均，胞浆少，但在涂片中数量较少。

Ⅴ级：发现癌细胞，发现具有典型癌细胞特征的细胞，且数量较多。

2．改良分类

1978年在全国宫颈癌防治研究协会会议上，杨大望教授主持制定了改良巴氏五级分类法，对每级分类标准做了细化。

Ⅰ级：未见异常细胞，基本正常。

Ⅱ级：见有异常细胞，但均为良性。

Ⅱa：轻度（炎症）核异质细胞，但均为良性。

Ⅱb：重度（癌前）核异质细胞，但仍属良性范围，需定期复查。

Ⅲ级：发现可疑恶性细胞。

（1）性质不明细胞。

（2）细胞形态明显异常，难以肯定良恶性质，需近期复查核实。

（3）未分化或退化的可疑恶性与恶性裸核。

Ⅳ级：发现有待证实的癌细胞（有高度可疑的恶性细胞），细胞有恶性特征，但不够典型且细胞数目少，需要核实。如高度可疑的未分化的恶性细胞，或少数未分化的癌细胞。

Ⅴ级：发现有癌细胞，细胞有明显的恶性特征或数目较多，可互相比较以确定为恶性者，如高分化的鳞癌或腺癌细胞、成群未分化或低分化的癌细胞。

二、CIN诊断标准

宫颈上皮内瘤变是一组与宫颈浸润癌密切相关的癌前期病变的通称，它充分反映了宫颈癌的发生发展过程。CIN分为三级，即CINⅠ（轻度不典型增生）、CINⅡ（中度不典型增生）和CINⅢ（重度不典型增生和原位癌）。1988年世界卫生组织建议用描述性和宫颈上皮内瘤变作为宫颈细胞学诊断癌前病变的报告。建议应用以下术语：

（1）涂片不满意（应注明理由）。

（2）无异常细胞。

（3）不典型细胞形态符合：炎症影响、滴虫影响、病毒影响、酵母菌影响、放射线影响、角化影响、不典型化生、湿疣影响及其他。

（4）异常细胞形态符合不典型增生：轻度不典型增生（CINⅠ）、中度不典型增生（CINⅡ）、重度不典型增生（CINⅢ）。

（5）异常细胞形态符合恶性肿瘤：原位癌（CINⅢ）、浸润性鳞癌、腺癌不能肯定类型。

（6）不能肯定类型的异常细胞。

三、TBS诊断标准

1988年美国50位细胞病理学家在美国马里蓝州Bethesda城召开会议，提出描述性宫颈细胞诊断报告方式（the Bethesda system，TBS），以后又分别于1991年和2001年进行了两次修改。2001年推出的TBS相关术语包括：直接涂片或液基制片；标本质量评估：满意或不满意；总分类：阴性或上皮细胞异常；简述细胞自动识别方法和结果；描述诊断；提出有关建议。在应用过程中有所改动，故又称改良TBS。

（一）TBS分类法

（1）未见癌细胞或癌前病变细胞（鳞柱状上皮正常范围）。

（2）反应性细胞改变：

1）炎症反应性细胞改变。

2）萎缩反应性细胞改变（伴或不伴炎症）。

3）宫内节育器的反应性细胞改变。

4）放疗反应性细胞改变。

（3）上皮细胞异常：

1）鳞状上皮：

A．不典型鳞状上皮细胞（ASC）。

a．无明确诊断意义的不典型鳞状上皮细胞（ASC-US）。

b．不典型鳞状上皮，不排除高度鳞状上皮内病变（ASC-H）。

B．低度鳞状上皮内病变（LSIL）。

C．高度鳞状上皮内病变（HSIL）。

D．鳞状细胞癌。

2）腺上皮：

A．不典型腺上皮细胞（AGC）。

B．腺原位癌（AIS）。

C．宫颈腺癌。

D．宫内膜腺癌。

E．宫外腺癌。

F．癌细胞（不能分类）。

（二）TBS分类解读

TBS只对各种异常细胞进行大体的分类，并没有各种异常改变的详细说明，国内病理专家对各种异常改变有一个共识性的解读，分为反应性改变和上皮细胞异常两大类，现介绍如下。

1．反应性改变

（1）多量球杆菌符合阴道变异菌群（图5-19、图5-20）：

1）发现多量鳞状上皮细胞被球杆菌覆盖，尤其沿细胞膜边缘排列，外观呈线索状，故名线索状细胞。

2）小的球杆菌亦充满上皮细胞间的背景中。

（2）细胞形态改变与单纯疱疹病毒感染有关（图5-21、图5-22）：

1）细胞增大，大小不一致。

2）细胞核呈多核，排列拥挤但不重叠。

3）胞核呈“毛玻璃”样外观，核边缘染色质深染形似核套。

4）核内可见深曙红色包涵体，其周围有晕或透明狭窄区。

（3）细胞改变与HPV感染有关（图5-23、图5-24）：

1）可见凹空细胞，鳞状上皮细胞稍增大，单核或双核，略深染。核周呈空泡状，胞浆蓝染或红染。

2）可见角化不良细胞，单个散在或成堆出现，胞浆红染，胞核稍大并多呈固缩状。

3）湿疣外底层细胞：外底层细胞核正常或稍大，染色质污秽状，核周可见窄空晕。

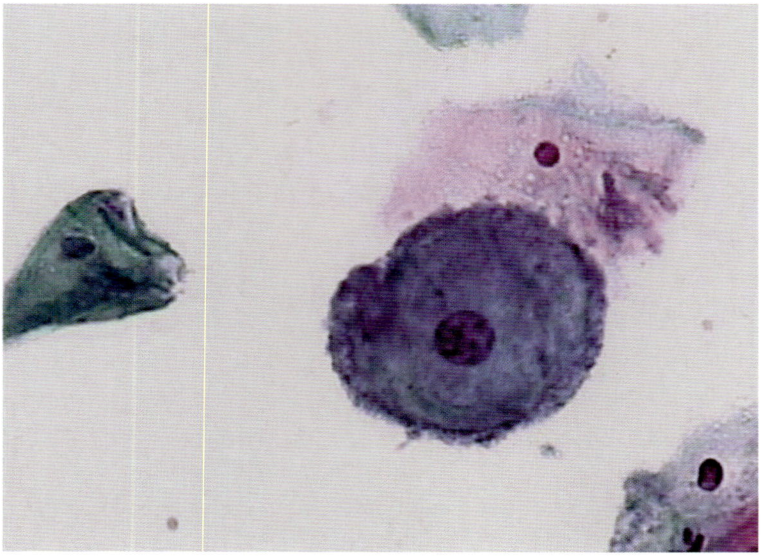

图5—19

线索状细胞。×400

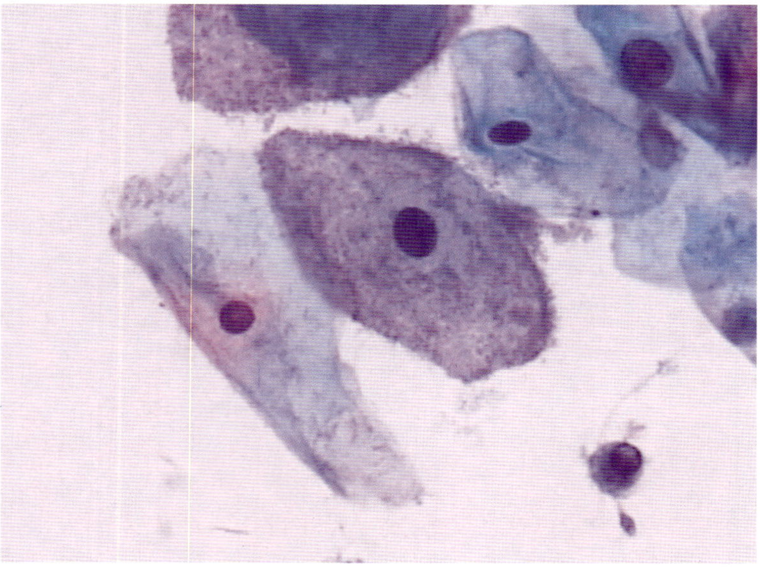

图5—20

细菌性阴道病的线索状细胞。细胞边缘附着大量球杆菌，状如线索，背景干净。×400

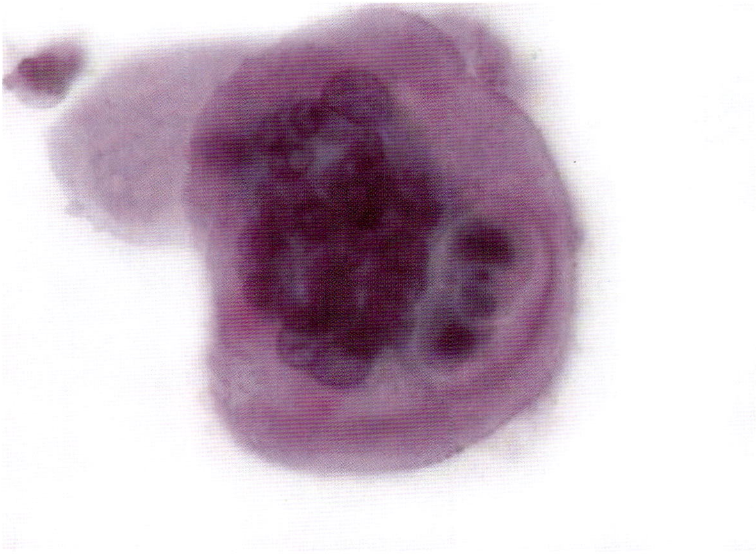

图5–21
符合疱疹病毒感染的细胞改变。×400

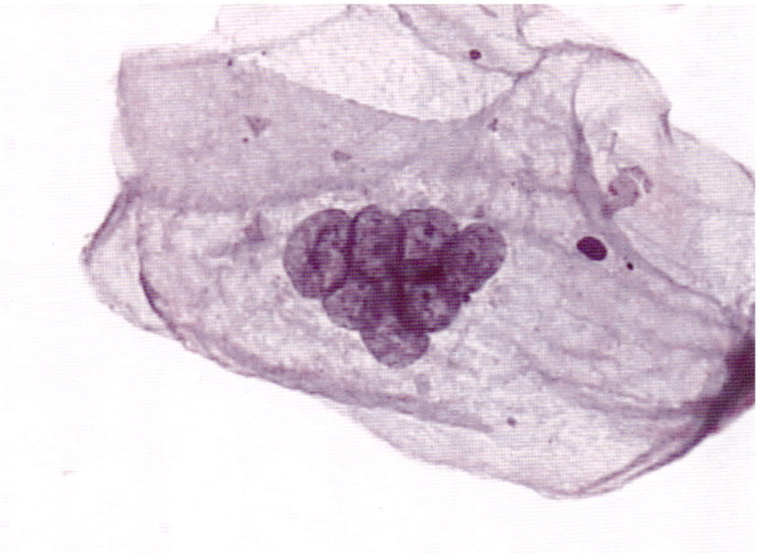

图5–22
疱疹病毒感染，细胞增大，多核，胞核呈半透明“毛玻璃”样外观。×400

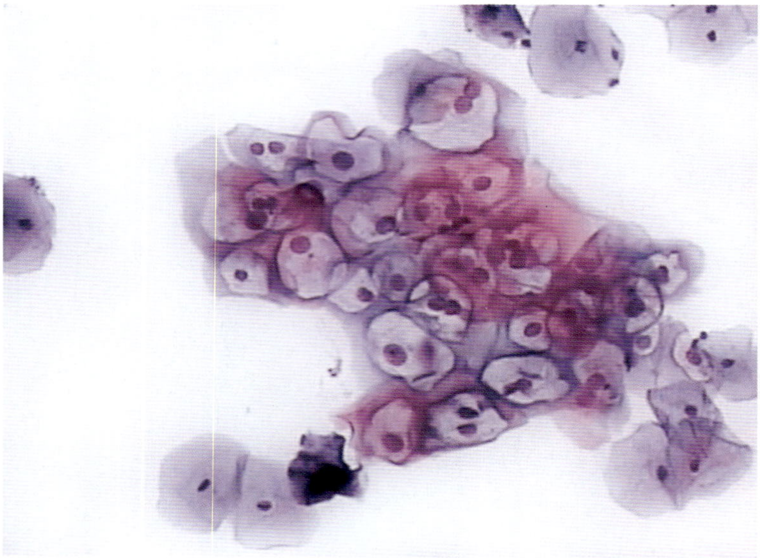

图5-23
符合HPV感染的细胞改变，可见大量的凹空细胞。×100

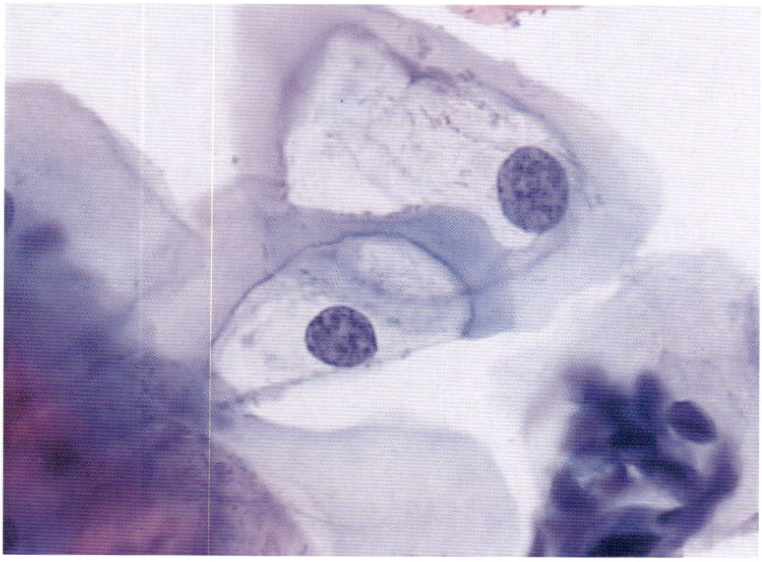

图5-24
符合HPV感染的细胞改变，核周呈空泡状。×400

（4）宫内节育器反应性改变（图5-25）：

1）柱状上皮细胞呈小团，背景干净。

2）偶见单个上皮细胞，核大而核浆比增高。

3）胞核常退变，核仁可能明显。

4）胞浆内有时出现大空泡将核推向一边，状如印戒。

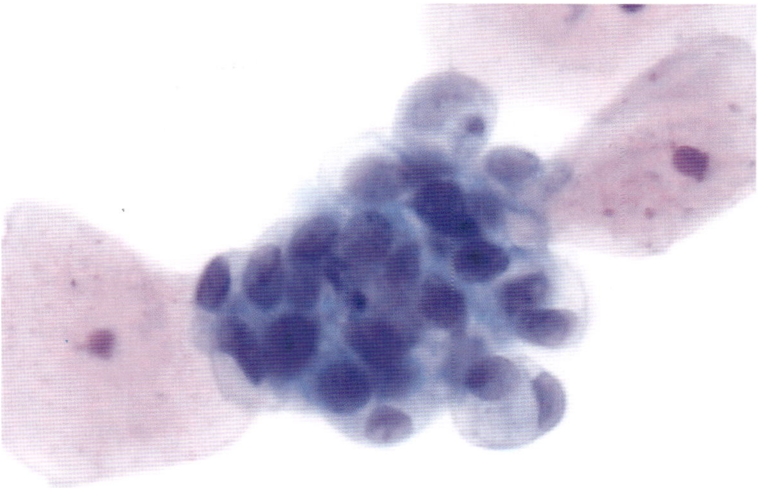

图5-25
宫内节育器反应性改变。×400

（5）放疗反应性改变（图5-26、图5-27）：
1）细胞明显增大，但核浆比无明显失常。
2）细胞可能畸形。
3）胞浆中可能出现空泡或多彩染色。
4）细胞核增大、退变，或出现多核。

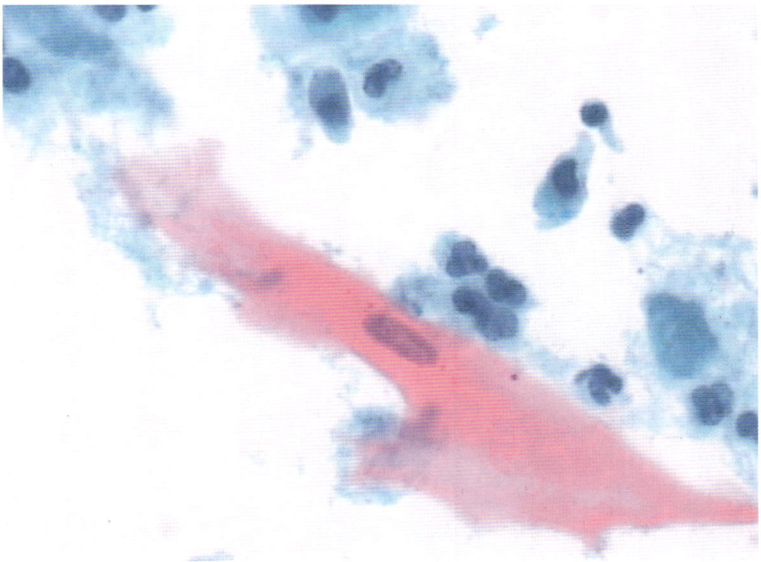

图5-26
放疗反应性改变，可见巨大表层细胞。×200

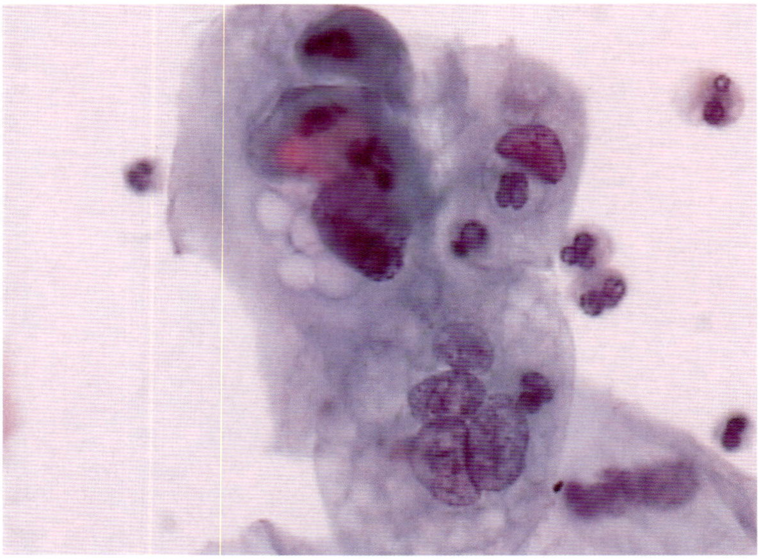

图5—27
放疗反应性改变，细胞增大，核增多，退变，胞浆中出现大量空泡。×400

（6）萎缩性改变（图5—28、图5—29）：
1）可现萎缩上皮细胞，底层细胞多见。
2）裸核常见，可有核碎裂。
3）背景较脏，常见多量白细胞或细胞碎片，有时可见小组织细胞。
4）底层细胞有时染成橘红色或曙红色。

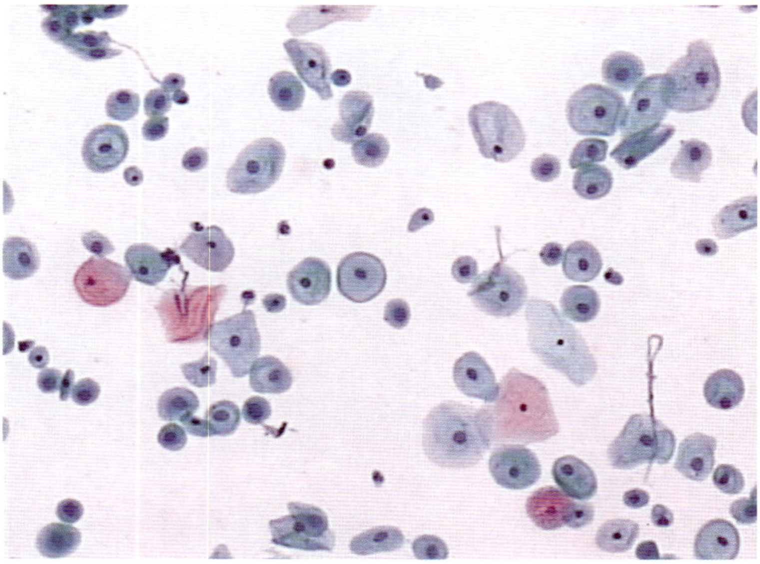

图5—28
萎缩性改变，可见大量底层细胞。×100

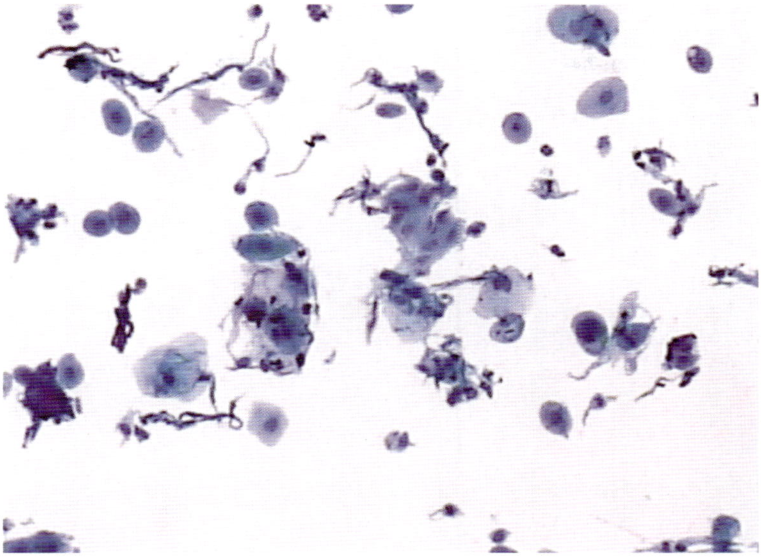

图5–29

萎缩性改变，大量底层细胞。出现红染的底层细胞，核固缩。×100

2．上皮细胞异常

（1）不典型鳞状上皮细胞（ASC）：

1）无明确诊断意义的不典型鳞状上皮细胞（ASC–US）（图5–30、图5–31）：

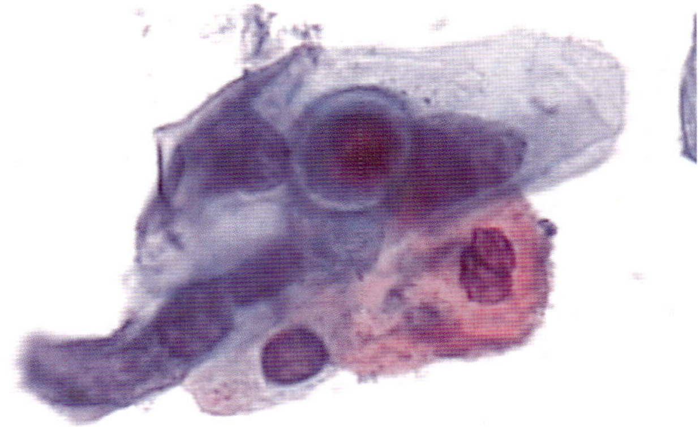

图5–30

ASC–US。×400

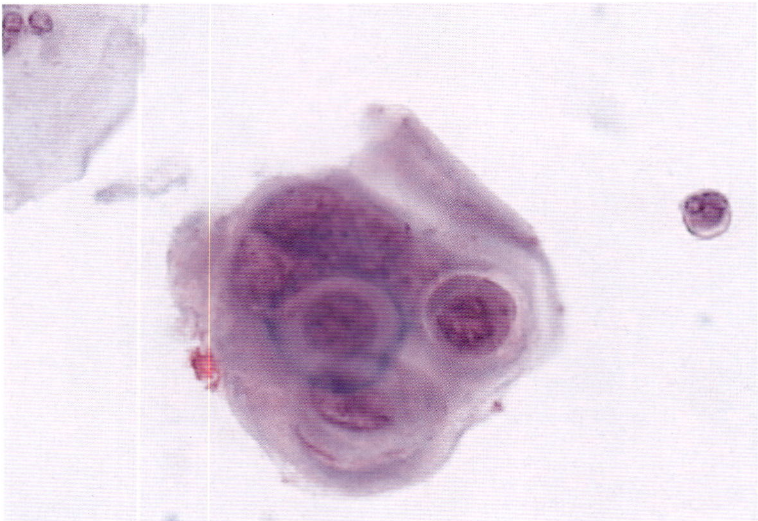

图5－31

ASC－US。×400

A．核增大，面积比正常中层细胞核大2.5～3倍。

B．核浆比轻度增加。

C．核和细胞形状有些不一致。

D．可以看到双核细胞，细胞核轻度深染，染色质分布均匀。

E．核轮廓光滑规则，少见不规则的核轮廓。

2）不典型鳞状上皮细胞，不排除高度鳞状上皮内病变（ASC－H）（图5－32、图5－33）：

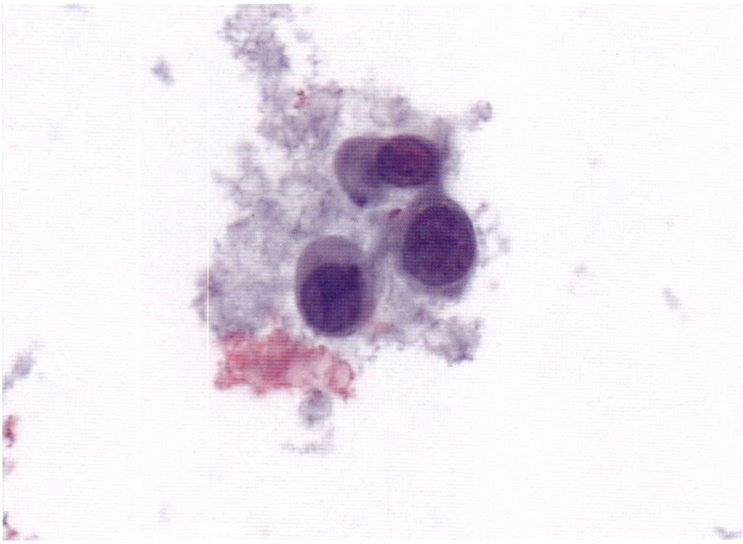

图5－32

ASC－H。×400

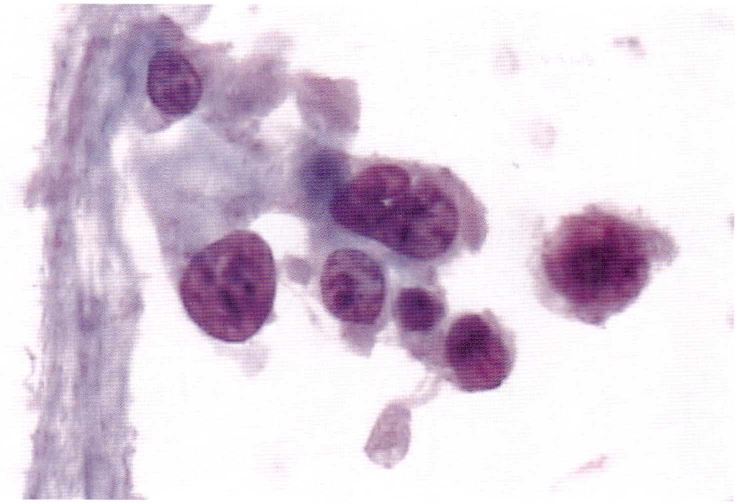

图5-33

ASC-H。×400

A．重度不典型化生细胞（非成熟型）。

B．储备细胞重度不典型增生。

C．少数不典型小细胞，诊断HSIL证据尚不足。

D．不典型修复细胞与癌难鉴别时。

E．不规则组织碎片，细胞排列紧密，极向紊乱，难以肯定为HSIL。

（2）低度鳞状上反内病变（LSIL，与CIN Ⅰ和轻度不典型增生术语符合）（图5-34、图5-35）：

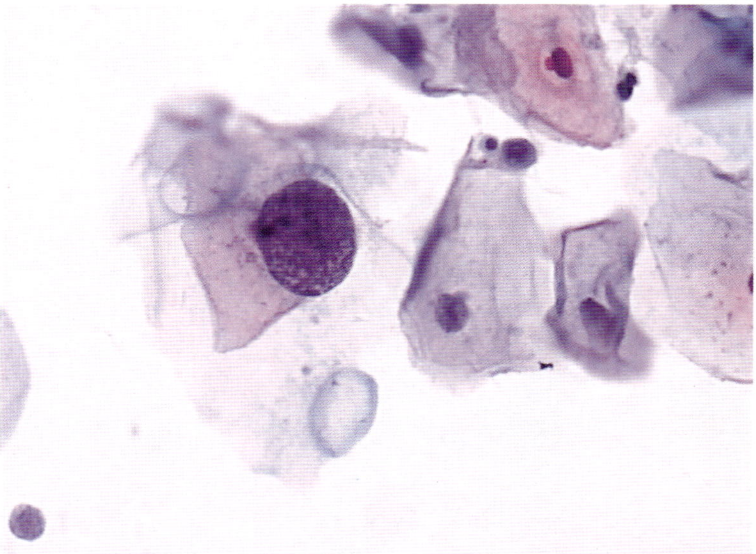

图5-34

LSIL表层细胞核增大，染色不深，胞浆丰富。×400

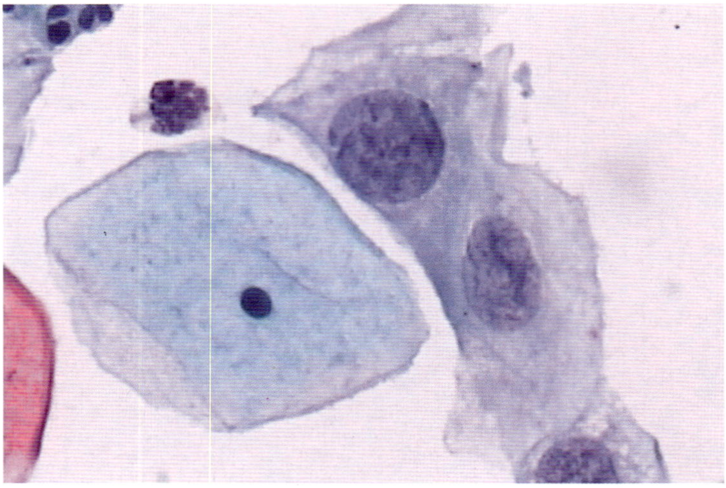

图5-35

LSIL 表层细胞核增大，染色不深，胞浆丰富。×400

1）细胞单个或片状排列。

2）胞浆“成熟”或表层胞浆。

3）核增大，比正常中层细胞核面积至少大3倍。

4）核大小形状中度不一致，双核或多核常见。核深染，染色质分布均匀。

5）如果胞浆具有HPV感染改变时，核表现退变或呈模糊状。

6）核仁少见，或出现也不明显。

7）细胞边界清楚可见。

（3）高度鳞状上皮内病变（HSIL，与CINⅡ、CINⅢ和原位癌术语符合）（图5-36、图5-37）：

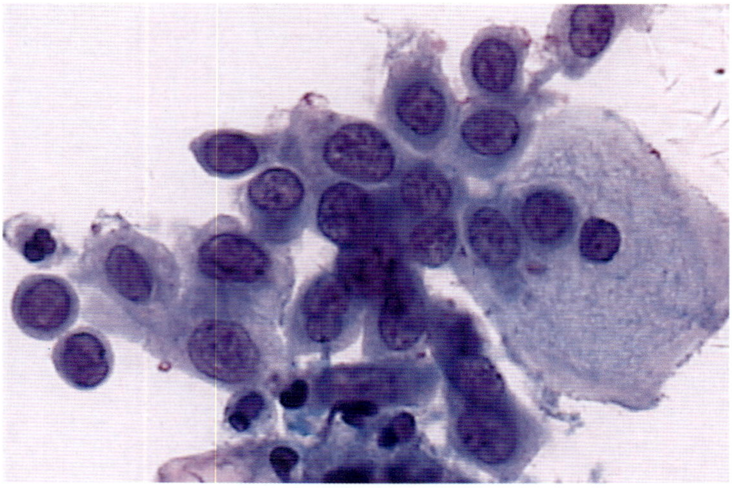

图5-36

HSIL。×400

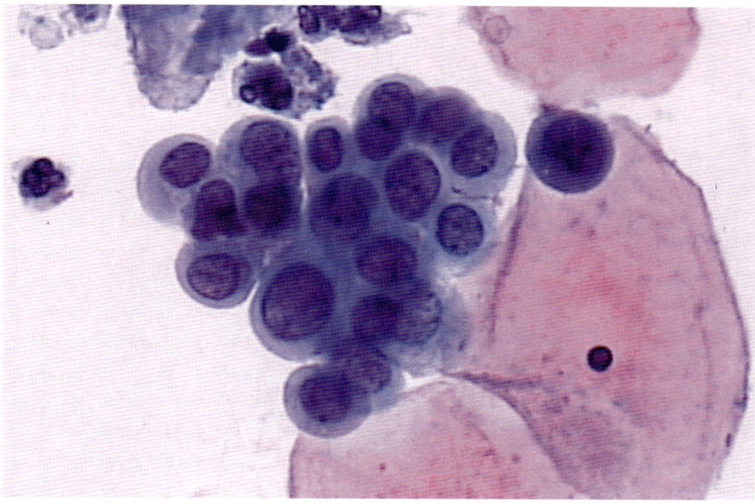

图5-37

HSIL（相当于CINⅢ）。×400

1）细胞常单个或成片排列。

2）细胞核异常，鳞状上皮细胞大多具“不成熟”胞浆。

3）核增大在LSIL范围内，由于胞浆减少使核浆比明显增大。

4）细胞大小比LSIL小。

5）核明显深染，染色质可能呈颗粒状或块状，但分布均匀。

6）核轮廓可能不规则，核仁常不明显。

（4）鳞状上皮细胞癌：

1）非角化型鳞状上皮细胞癌（图5-38、图5-39）：

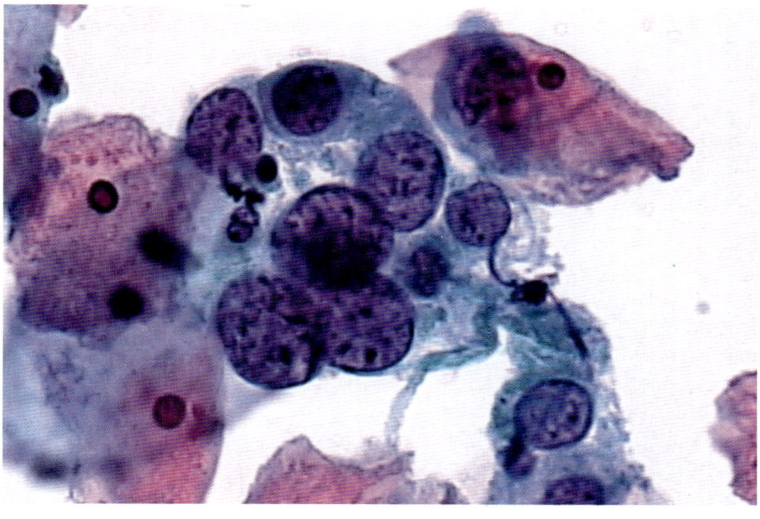

图5-38

非角化型鳞状上皮细胞癌。×400

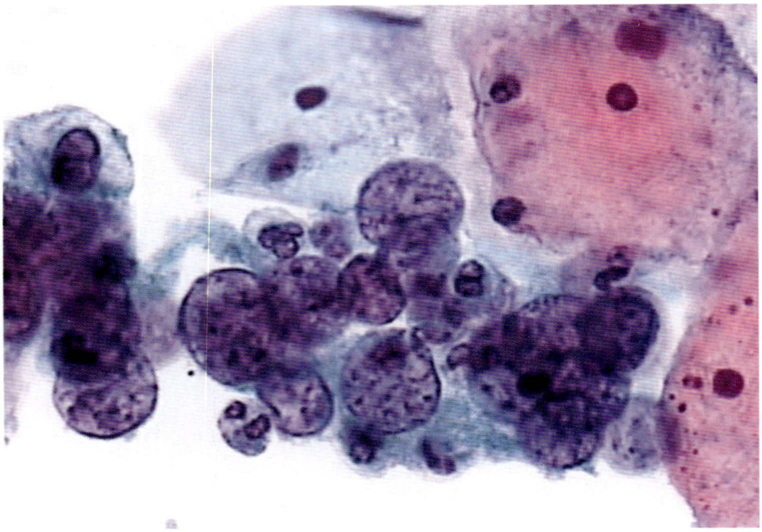

图5-39
鳞状上皮细胞癌，细胞核明显增大，深染，染色质颗粒粗。×400

A．细胞大、散在，多数细胞核浆比重度失调。

B．细胞浆多蓝染，胞核明显增大，外形不规则，染色质增多，粗颗粒状分布不均匀，可出现块状。

C．核仁明显且常见。

D．涂片背景伴炎症改变，常有退变白细胞、陈旧红细胞，呈典型癌背景，在巴氏涂片尤为明显。

2）角化型鳞状上皮细胞癌（图5-40、图5-41）：

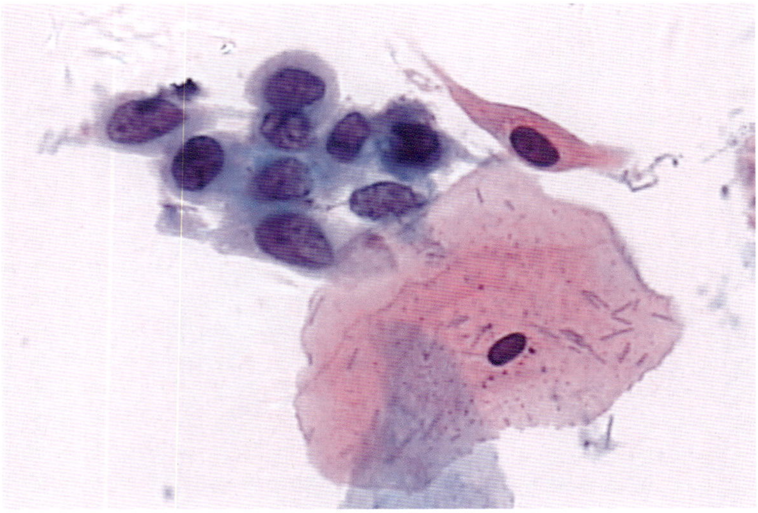

图5-40
角化型鳞状上皮细胞癌。×400

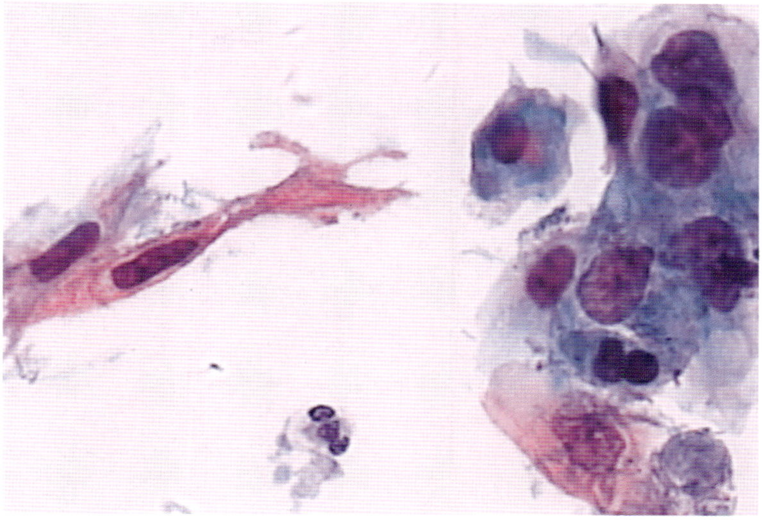

图5－41

角化鳞状上皮细胞癌。×400

A．细胞多呈散在排列。

B．癌细胞大小、形状相差悬殊，奇形怪状多见。

C．胞浆常染成橘红或曙红色。

D．核形状和大小多种多样、深染。

E．核染色质分布不均匀、块状、颗粒状或固缩状。

F．核仁有时可能出现，比非角化型要少得多。

G．癌性背景可能见到。

3）小细胞型鳞状细胞癌（图5－42、图5－43）：

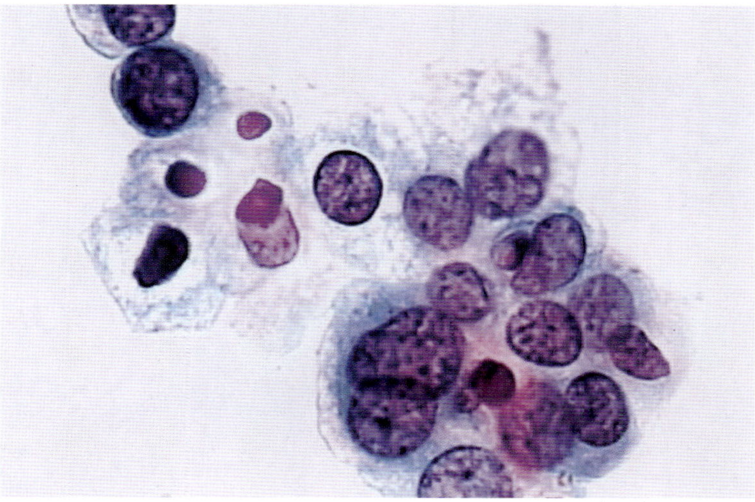

图5－42

鳞状上皮细胞癌，圆形细胞癌。×400

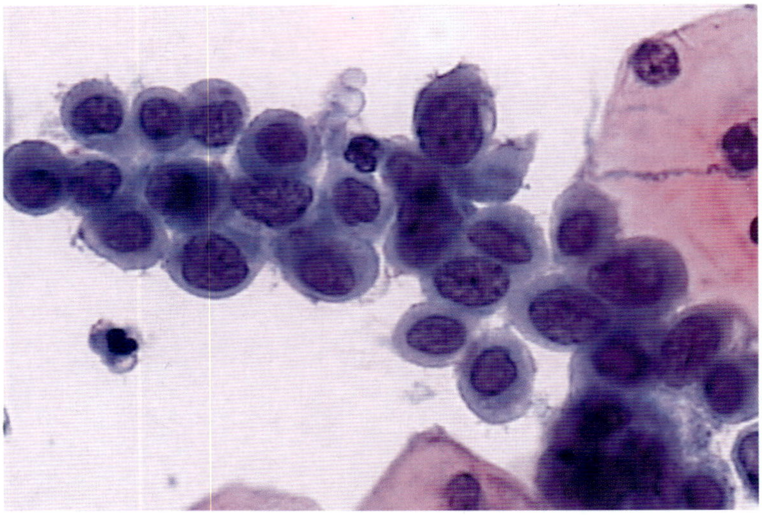

图5—43

鳞状上皮细胞癌，小圆细胞癌。胞浆减少，核浆比明显增大，核深染，染色质颗粒粗大。×400

A．癌细胞小，呈圆形或卵圆形，成群或散在出现。

B．胞核大，核浆比重度失调。

C．核染色质分布不均匀，核边不整齐，部分细胞见核仁。

D．胞浆一般蓝染，胞浆少。

E．癌性背景明显。

（5）不典型腺上皮细胞（AGC）：

1）非典型宫颈管细胞（图5—44）：

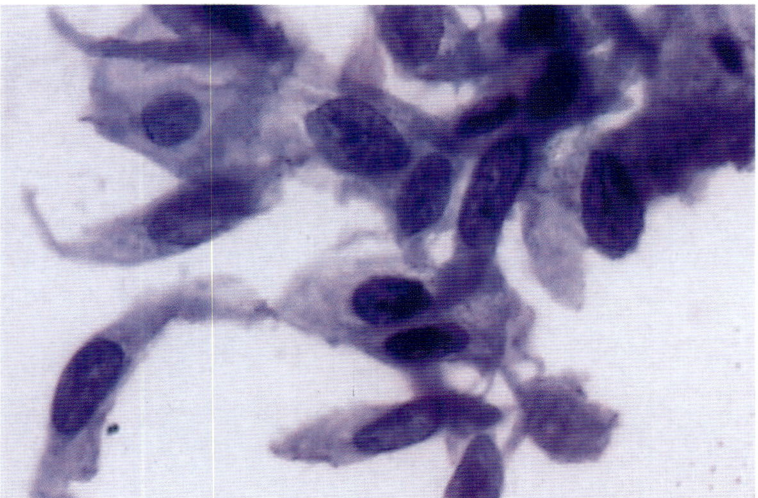

图5—44

非典型宫颈管上皮细胞。×400

A．细胞呈片状排列。

B．核增大，比正常宫颈管细胞核面积大3～5倍。

C．细胞核大小轻度不一致。

D．细胞核轻度深染，常见核仁。

2）不典型宫内膜细胞（图5–45）：

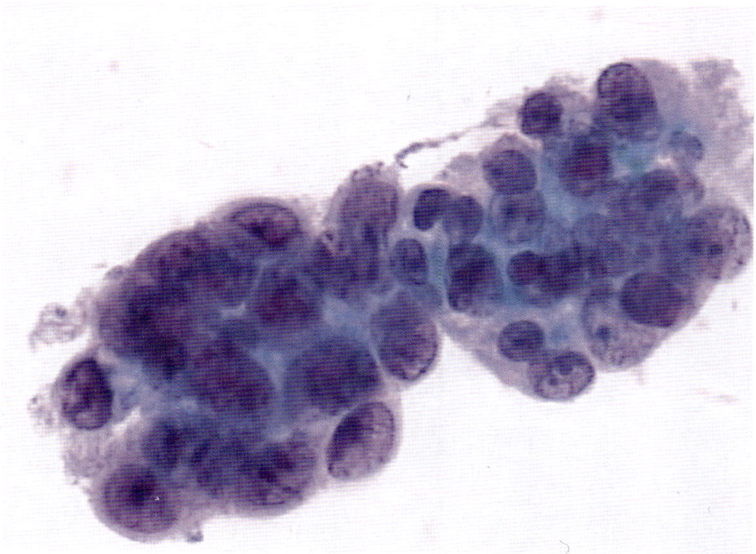

图5–45

不典型宫内膜细胞。×400

A．3～10个细胞成群排列。

B．细胞核轻度增大，深染。

C．可能看到小核仁。

D．与宫颈内膜细胞比较，胞浆缺乏，偶尔形成空泡。

（6）腺原位癌（AIS）（图5–46）：

1）细胞排列为片状或团状，核拥挤，由于胞浆减少，核浆比增大，可能失去蜂窝状外观。

2）呈栅栏状排列的细胞核及带状胞质向细胞团周围伸出，呈羽毛状或鸡毛掸状，也可呈菊花状排列。

3）细胞核大小不一，深染，染色质颗粒从细小到中等大小。

4）核仁小或不明显，偶可见到核分裂。

5）常可见到细胞核拉长呈层状结构。

（7）宫颈腺癌（图5–47）：

1）细胞排列可能单个散在或重叠成团块状。

2）胞核增大，核膜变厚而不规则。

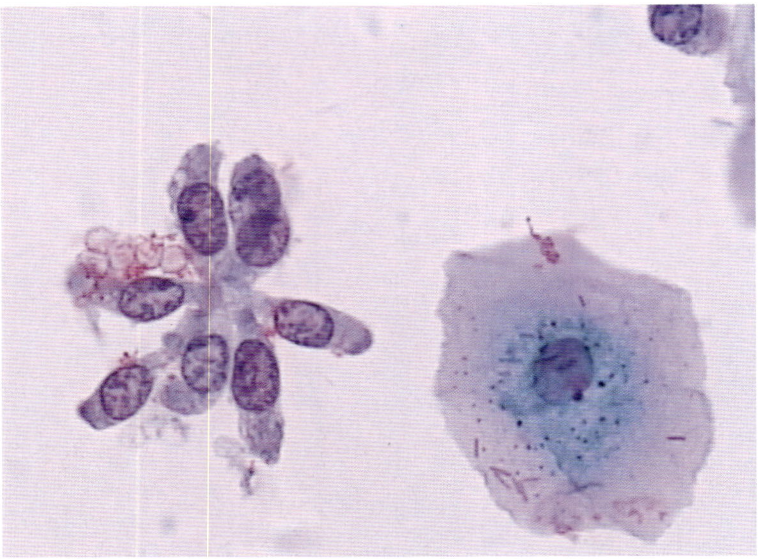

图5—46

腺原位癌。×400

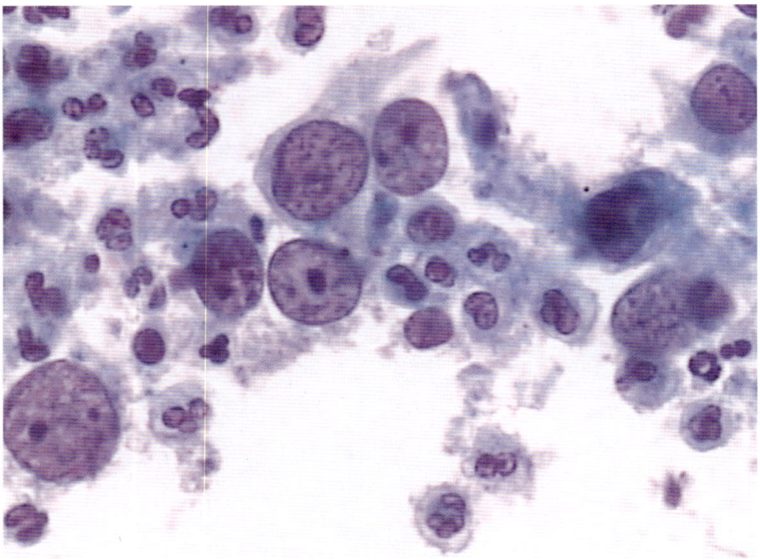

图5—47

宫颈腺癌。×400

3）核仁明显，或多核仁。

4）胞浆蓝染或红染，可出现空泡。

5）可见癌性背景。

（8）子宫内膜腺癌（图5—48）：

1）癌细胞单个散在，或呈小而松散细胞团出现。

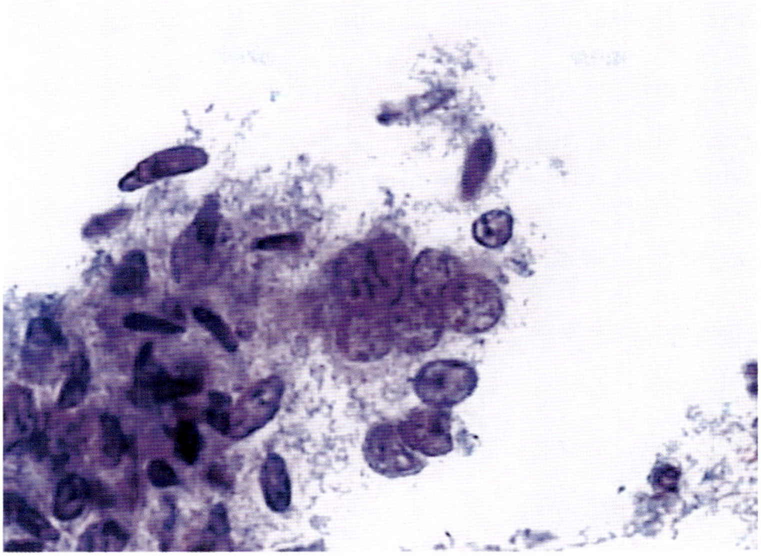

图5—48
宫内膜腺癌细胞，成堆出现，核膜厚，核仁增多，细胞核小于宫颈腺癌细胞。×400

2）高分化癌，其核轻度增大或明显增大。

3）胞核大小悬殊，低分化癌核极性丧失。

4）核染色质增多，使核边增厚并分布不均。

5）可出现多核仁，大小不一。

6）胞浆嗜蓝，有时缺乏，常见空泡或界线不清，常伴癌背景。

TBS法与巴氏五级分类和CIN分类标准相比，更为完善，与病理诊断术语更贴近，但在使用过程中也发现存在一些问题。一是关于ASC-US即未明确意义的不典型鳞状上皮细胞，它可能包括一些既不能诊断为炎症、感染或反应性改变的细胞，也不能诊断为癌前病变或恶性细胞。所以使用中可能出现滥化，致使有人质疑它是否还有存在的必要。但由于各种因素的影响在标本片中确实存在这样的细胞，目前还没有一个非常恰当的术语能替代它，所以发报告时应提出复查建议。另一个争议较大的问题是关于高度鳞状上皮内病变（HSIL），它包含的范围太大，相当于病理诊断中的中度不典型增生、重度不典型增生和原位癌，使临床医生处置患者时难于抉择。为便于临床医生准确理解病变程度，所以对TBS又进行了改良，在高度鳞状上皮内病变后又分别加注了相当于CINⅡ或CINⅢ。

第四节　影响细胞学诊断的常见因素

一、假阴性的原因

1．涂片和制片技术问题

涂片和制片技术问题包括：取材位置不当，未包括整个宫颈表面，特别是绝经后妇女鳞柱交界退缩至颈管内，刮片时不易刮到。TCT技术有效克服了上述缺点，制出的标本片薄而均匀，明显提高了阳性检出率。

2．晚期癌

晚癌期细胞大多变性、坏死、出血，涂片上全为血液。

3．染色问题

染色液未及时更换，核染色过浅，看不清染色质结构。

4．光源不稳定

光线太弱，看不清核的结构；光线太强，核内染色质变浅，易把恶性误认为良性。

5．检查医生的熟练度

检查医生对细胞学检查，特别是小圆细胞癌或小型纤维状癌细胞，如仅于低倍镜下观察或观察不仔细，很容易漏诊。

二、假阳性的原因

（1）初学者往往容易将增生的柱状上皮细胞、小组织细胞误认为是腺癌细胞。

（2）刚更换的染色液，细胞核内的染色质较深，易误认为恶性。应以涂片上的白细胞核作为对照，以免误诊。

（3）放射治疗后，鳞状上皮细胞显示核膨胀、浓缩，胞浆内出现空泡，有明显变形，易误认为恶性。

第五节　制片技术及染色方法

一、巴氏制片法

巴氏制片法是沿用最早的方法，它是用刮板沿宫颈口旋转取材，将获取的标本均匀地涂在专用玻片上，然后立即将涂有标本的玻片放入盛有95%乙醇的标本缸内固定。取材时一定要注意刮板必须要光滑，同时能搜集到宫颈管和宫颈表面的细胞。向玻片上涂抹时要使标本集中在玻片的中部，不要太靠两端，标本要薄而均匀。这样制出的标本片便于在显微镜下观察，且细胞相对分散、不重叠，可以减少漏诊和假阴性率。如果欲收集宫腔脱落细胞，最好采集后穹隆处标本。如欲检测雌激素水平，则应从阴道侧壁取材。

二、液基薄片制片法

20世纪90年代以后，制片技术有了飞跃的进步，特别是研制出的薄层细胞学检测系统（thinprep cytologic test,TCT）大大提高了制片质量，明显提高了异常细胞检出率，减少了假阴性率。我国引进较早且应用较多的是美国Cytyc公司研制的Thin-Prep膜式过滤技术。它大体分以下几个步骤。

1．标本采集

标本采集是用特制的毛刷收集宫颈表面及鳞柱交界处的细胞样本，然后将标本采集器放入装有细胞固定液的标本瓶内旋转清洗，使被采集的细胞迅速固定。

2．细胞混匀

在标本瓶内放入长6 cm、直径2 cm、顶端有过滤膜的圆柱形过滤器。将标本瓶连同过滤器放置于机器上，开动机器使其旋转以分散黏液，混匀细胞。由于标本瓶和过滤器表面很光滑，不会损伤细胞，也不致于将成团的颈管内膜或宫内膜细胞打散。

3．细胞的采集

细胞混匀后，过滤器停止转动，负压开动，标本液通过滤膜进入过滤器，细胞被黏附在滤膜的外表面。由于滤膜表面微孔仅8 μm，足以保证细胞不被滤出而黏附于滤膜上。

4．细胞转移

当过滤膜被细胞覆盖后，过滤器自动翻转180°，与其上方预先放置的玻片相对应。当滤膜与玻片接触时，依靠滤器内的微弱正压和滤膜与玻片间的正、负电荷作用，滤膜上的细胞被转移到玻片上，在界定位置形成一个直径2 cm的圆形细胞薄层。

液基薄层技术最大限度地减少细胞的丢失，去除了影响诊断的杂质，使细胞呈稀疏排列，并且集中在2 cm范围内，阅片非常方便，大大提高了阳性检出率，从而降低了假阴性率。

目前我国应用的除TCT外，还有自动细胞学检测系统（autocyte prep cytologic test)[又称液基细胞学检测系统（liquid-based cytologic test,LCT)]、手工液基制片技术（manual method liquid cytology test,M-LCT）、利普制片系统（liquid-prep test, LPT）、液基薄层细胞制片技术（thin layer technology,TLT）以及国产自动细胞制片机等。

三、染色方法

染色的好坏直接决定了标本片质量，一张染色好的标本片应该是细胞浆和细胞核着色恰到好处，胞核着色深浅适度，结构清晰，背景无杂质。以下介绍两种常用的染色方法。

（一）简易巴氏染色法

1．所用染料

（1）苏木素染液200 mL：

1）所需药品：

苏木素精	1 g
95%乙醇	10 mL

亚明矾	20 g
蒸馏水	200 mL
黄色氧化汞	0.5 g

2）配制方法：

将苏木素精溶解于乙醇中。将亚明矾放于蒸馏水中并盖好以防水分挥发，徐徐加热至沸，使其完全溶解。然后将苏木素溶液加入，速加热至沸腾，离火。将氧化汞粉末加入，同时搅拌，当溶液转变成深紫色时，表明苏木素精已氧化为苏木紫。将烧瓶速置冷水中冷却，以免苏木紫过度氧化成为棕色沉淀。冷却后置棕色玻璃瓶中，不要密封，以利剩余的苏木素慢慢氧化，配后2周再用。用时将原液酌情加蒸馏水一倍过滤。配料时加2 mL冰醋酸，以稳定苏木素，防止过度氧化。

（2）EA36染液：是三种染料配合而成，因易失效，不可多配。

1）所需药品：

A．淡绿（亮绿）	0.5 g
蒸馏水	5 mL

待完全溶解后加无水乙醇至100 mL。

B．黄色伊红	0.5 g
蒸馏水	5 mL

待完全溶解后加无水乙醇至100 mL。

C．俾氏麦棕	0.5 g
蒸馏水	5 mL

待完全溶解后加无水乙醇至100 mL

2）配制：用时取A液45 mL、B液45 mL、C液10 mL混合后加磷钨酸0.2 g及饱和碳酸锂水溶液一滴。三种染液的配合比例并非一成不变，可视具体情况加以调整。

2．染色方法

（1）蒸馏水	1～5 min
（2）苏木素染液	5 min
（3）流水冲洗	3～5 min
（4）0.25%～0.5%盐酸水溶液	几秒
（5）流水冲洗	5 min
（6）稀碳酸锂溶液	1 min
（7）流水冲洗	5 min
（8）80%乙醇	2 min
（9）95%乙醇	2 min
（10）EA36	5 min
（11）95%乙醇	2 min

（12）95%乙醇　　　　　　2 min

（13）无水乙醇　　　　　　2 min

（14）二甲苯　　　　　　　3 min

（15）二甲苯　　　　　　　3 min

（16）中性树脂胶封固。

3．染色反应

染色反应：胞核呈蓝色，底中层细胞胞浆呈蓝色。表层角化细胞呈红色。

4．说明

苏木素染液及EA36染液，可视具体情况如染料配制时间长短、季节不同等来确定染色的时间。

（二）改良巴氏染色法

1．改良巴氏染液配方

（1）Gills苏木素（1 000 mL）：

结晶苏木素　　　　2.36 g（或者无结晶苏木素2 g）

硫酸铝　　　　　　17.6 g

碘酸钠　　　　　　0.2 g

蒸馏水　　　　　　730 mL

乙二醇　　　　　　250 mL

乙酸（冰醋酸）　　20 mL

混匀，磁性搅拌1 h以上。

（2）EA50染液：

3%亮绿溶液　　　5 mL（3 g亮绿，100 mL蒸馏水）

20%伊红溶液　　　10 mL [20 g伊红Y（水溶或醇溶），100 mL蒸馏水]

95%乙醇　　　　　350 mL

甲醇　　　　　　　125 mL

磷钨酸　　　　　　2 g

乙酸（冰醋酸）　　10 mL

混匀后充分搅拌。配制时需注意以下几点：

1）EA50染液配好后使用滤纸检查。

2）伊红Y醇不宜溶解，配制伊红溶液时充分搅拌使其完全溶解。

3）碱溶液：饱和碳酸锂加蒸馏水，取上清液，加入适量蒸馏水。

2．染色方法

（1）蒸馏水：　　　　　　1～5 min

（2）苏木素染液　　　　　5 min

（3）流水冲洗　　　　　　3～5 min

（4）0.25%盐酸水溶液　　几秒

（5）流水冲洗　　　　　　5 min

（6）稀碳酸锂溶液	1 min
（7）流水冲洗	5 min
（8）80%乙醇	2 min
（9）95%乙醇	2 min
（10）EA50	5 min
（11）95%乙醇	2 min
（12）95%乙醇	2 min
（13）无水乙醇	2 min
（14）二甲苯	3 min
（15）二甲苯	3 min

（16）中性树脂胶封固。

3．染色反应

染色反应：胞核呈蓝色，底中层细胞胞浆呈蓝色。表层角化细胞呈红色。

4．说明

苏木素染液及EA50染液，可视具体情况如染料配制时间长短、季节不同等来确定染色的时间。

（三）染色注意事项

1．染色目的

阴道细胞涂片的染色很重要，染色的好坏直接关系到阅片的质量。染色要达到三个目的：

（1）核的结构要清晰，此为诊断癌细胞的重要依据。

（2）细胞浆和核的分色较好。

（3）透明：使细胞的厚度和细胞的重叠不影响镜检。

2．染色体会

为达到以上三个染色目的，浅谈一下作者的化验室染色体会。

（1）苏木素：每天使用前最好过滤，否则片子上易有苏木素沉渣，影响阅片质量。另外，苏木素染色较淡时可适量加一些原液。以上两种苏木素配方对两种染色方法均可使用。

（2）稀盐酸脱色操作必须敏捷，否则苏木素染色可能全部退去。

（3）EA36染液通常对一般的宫颈涂片染色较好，但是新柏氏TCT的染色最好用EA50染液。因为EA50染液的染色比较亮丽，彩图效果会好些。另外，EA50染液中的亮绿、伊红的量也不是一成不变的，可根据染料的质量、纯度做出适当的调整。每次配试剂最好试染一次，直到染色达到最佳效果为止。

（4）封片前应将涂片和细胞内的水分除尽，如涂片上含有水分，涂片表面呈云雾状，显微镜下可见微小水滴，细胞结构模糊不清。当空气比较潮湿时，涂片在封固前必须保持干燥。

附：图谱

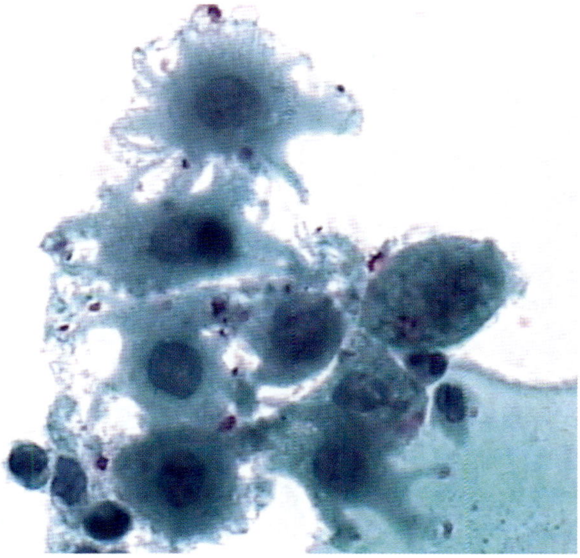

附图5-1

变形细胞，蜘蛛状。×400

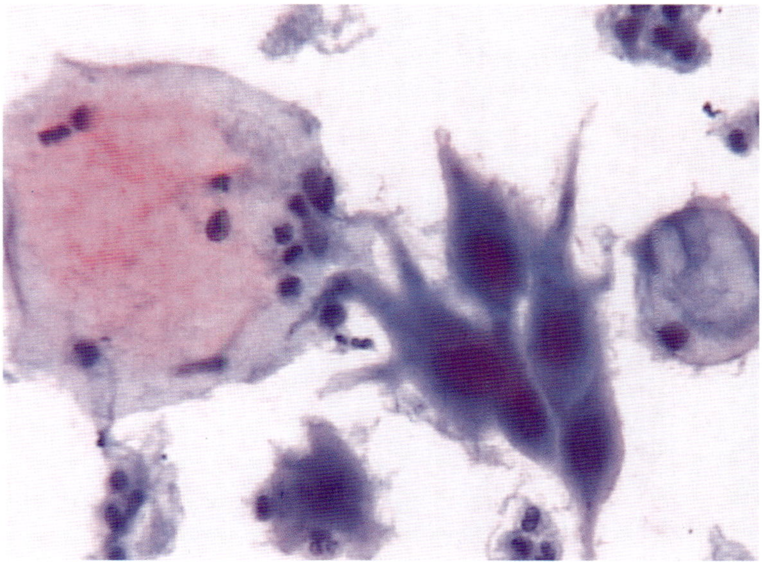

附图5-2

变形细胞，蜘蛛状。×400

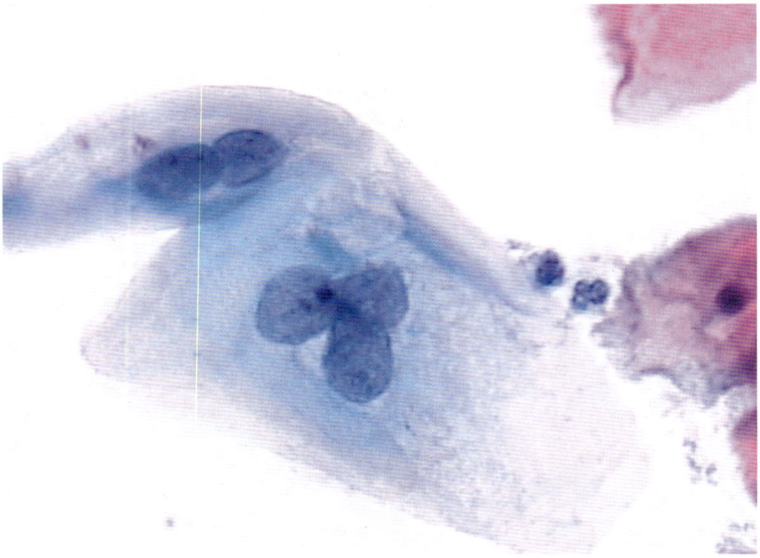

附图5-3
炎症性改变，核增大，多核。×400

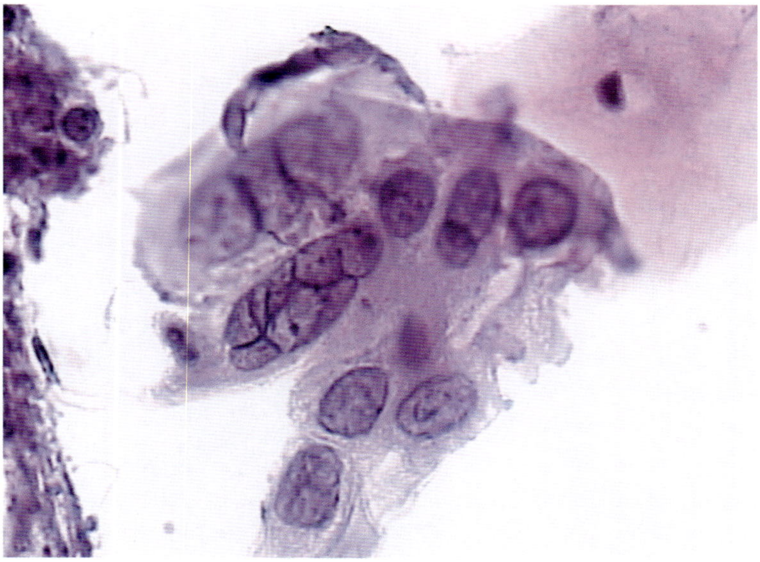

附图5-4
符合疱疹病毒感染改变，多核，核拥挤，呈“毛玻璃”样。×400

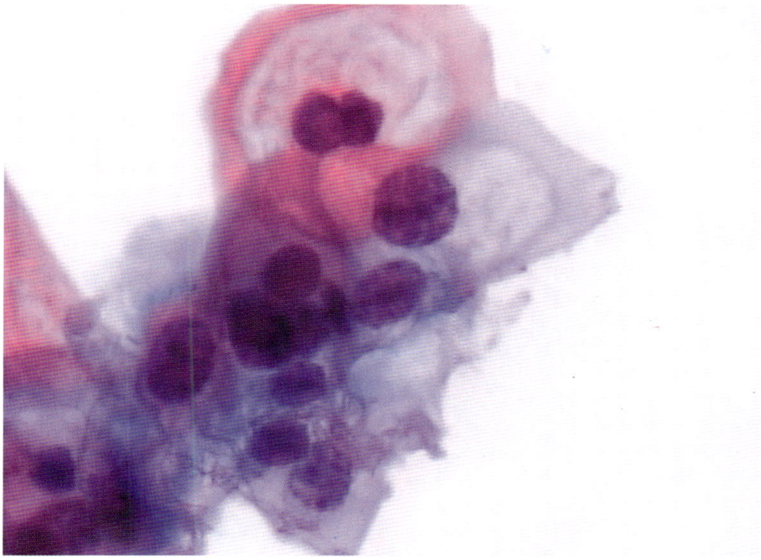

附图5-5
符合HPV感染改变，凹空细胞。×400

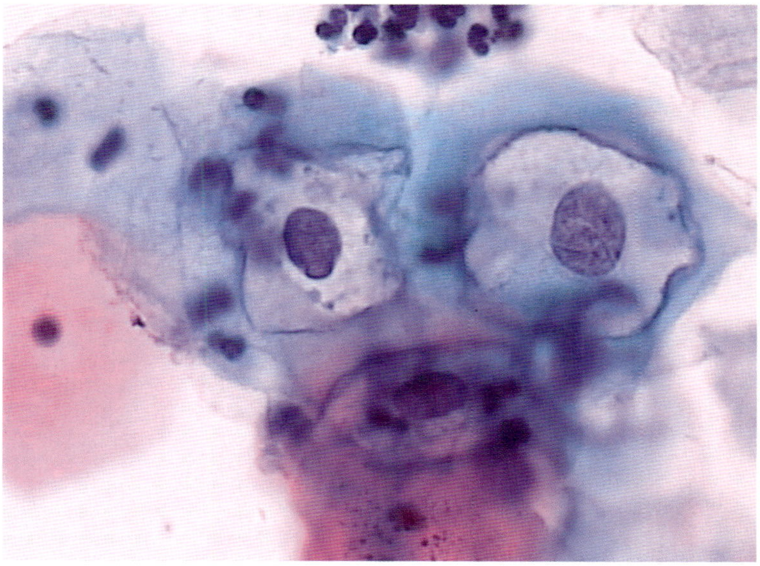

附图5-6
符合HPV感染改变，凹空细胞。×400

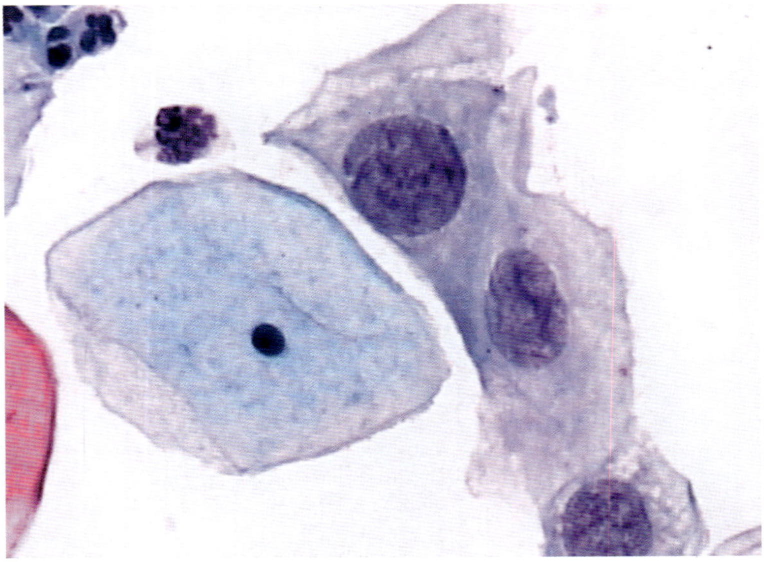

附图5-7

LSIL。×400

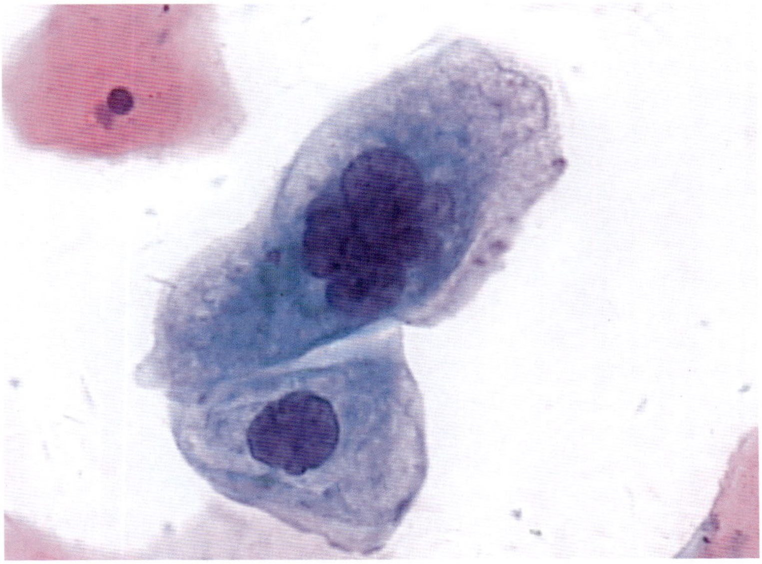

附图5-8

LSIL。×400

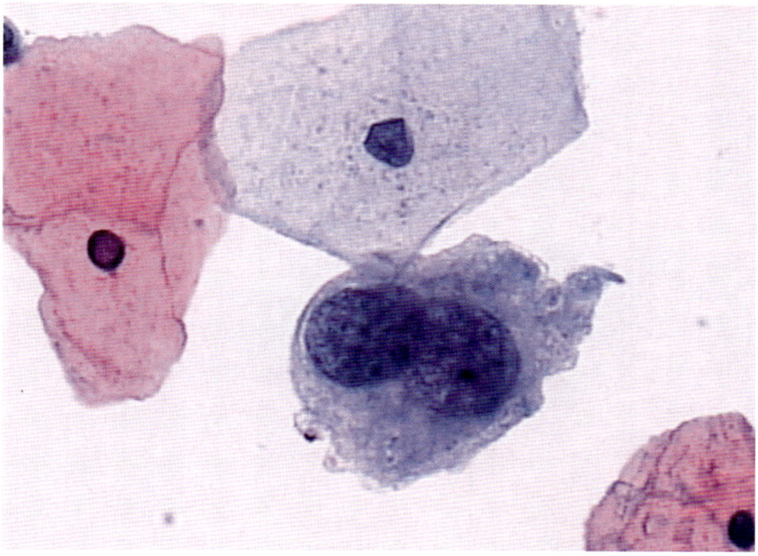

附图5-9

LSIL。×400

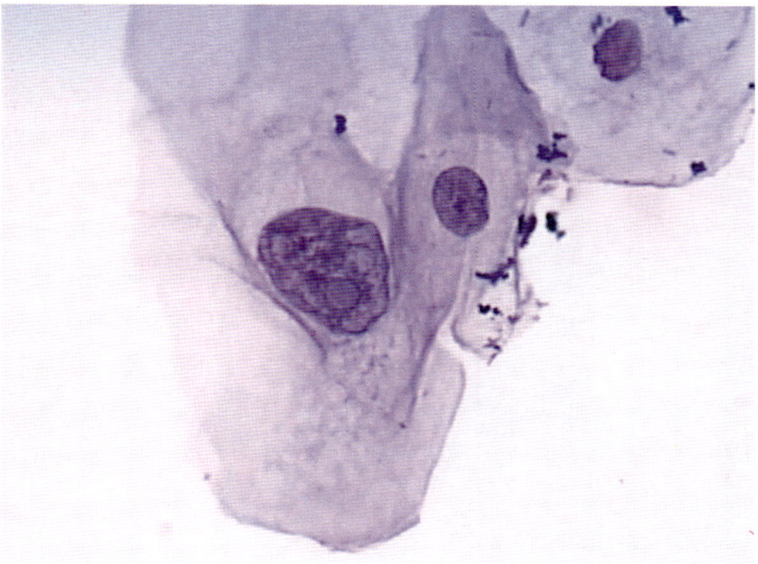

附图5-10

LSIL。×400

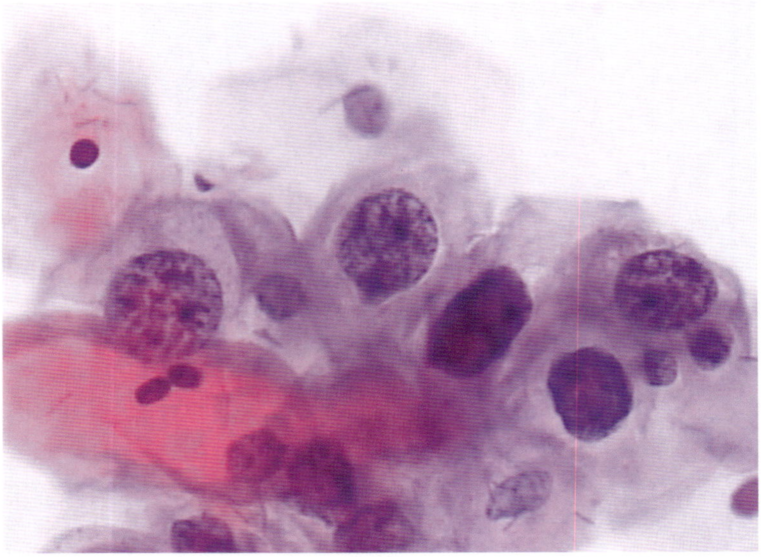

附图5—11

HSIL。×400

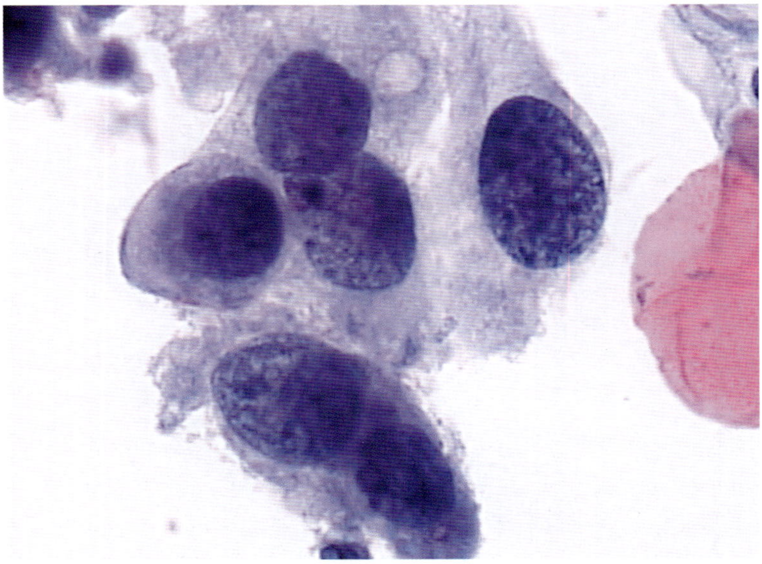

附图5—12

HSIL，符合CINⅢ。×400

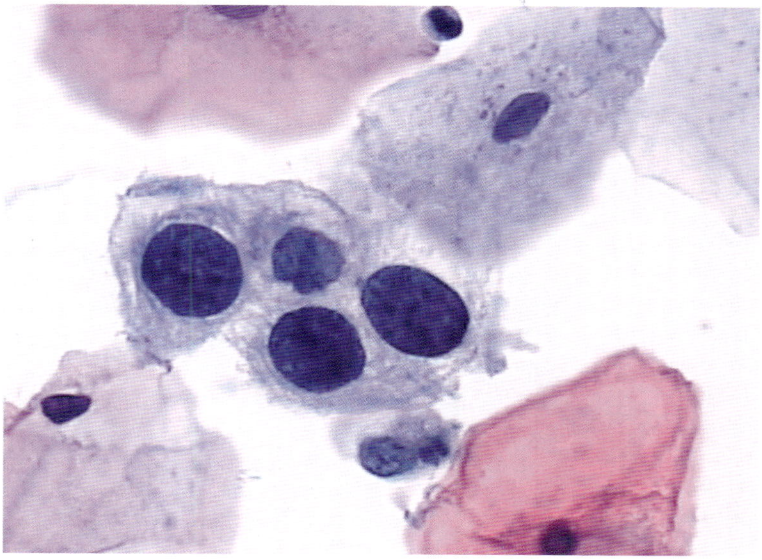

附图5-13
HSIL，符合CINⅢ。×400

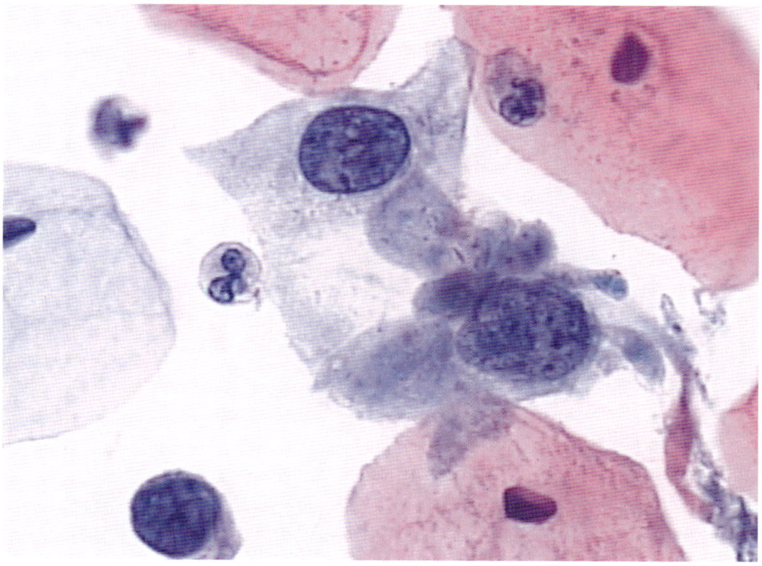

附图5-14
HSIL，符合CINⅢ。×400

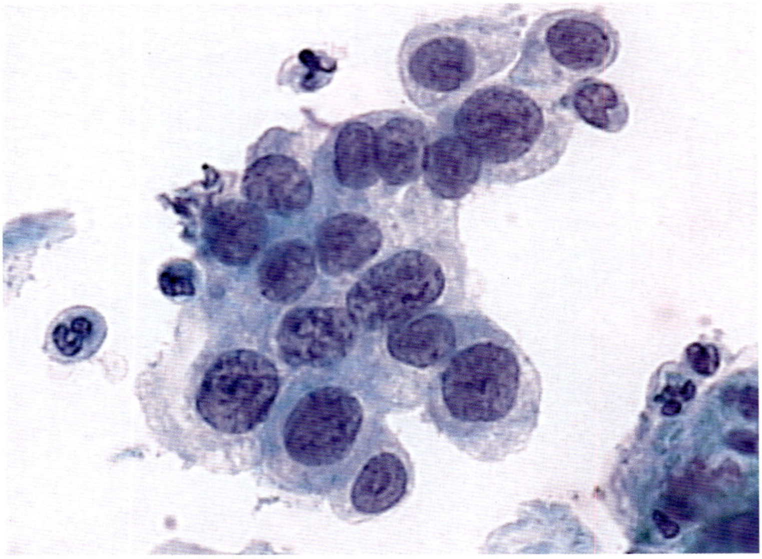

附图5-15

HSIL，符合CINⅢ。×400

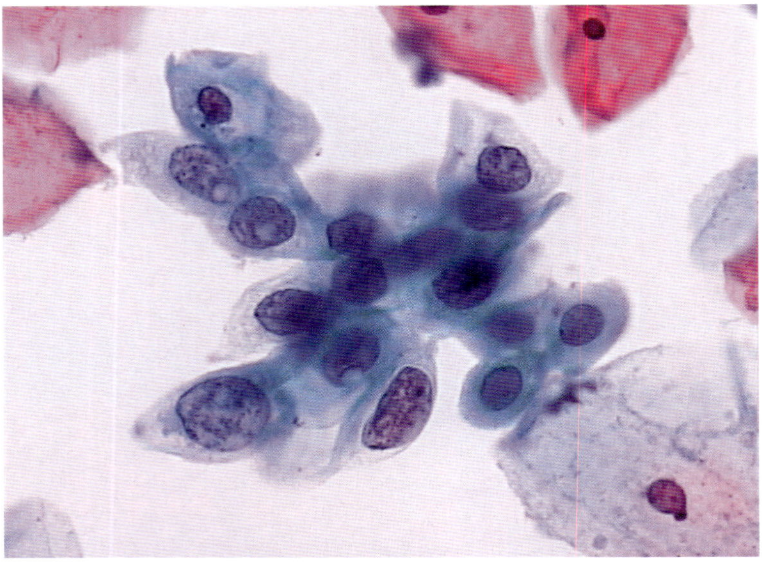

附图5-16

HSIL，符合CINⅢ。×400

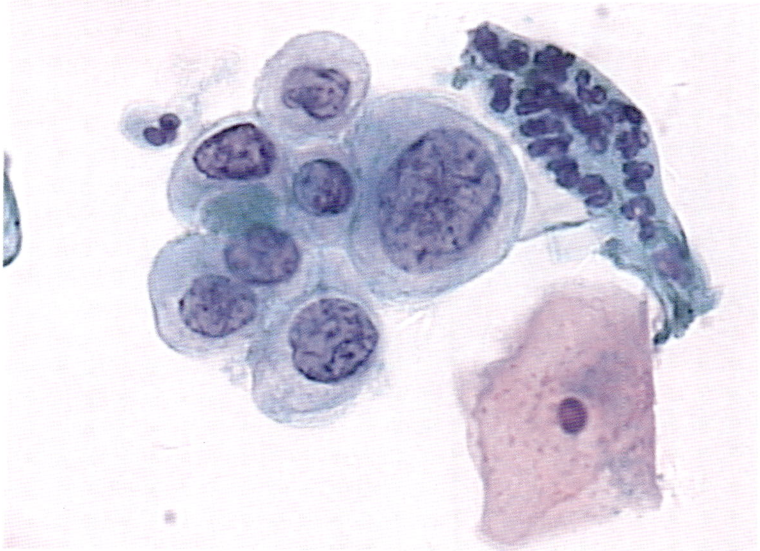

附图5-17

HSIL，符合CINⅢ。×400

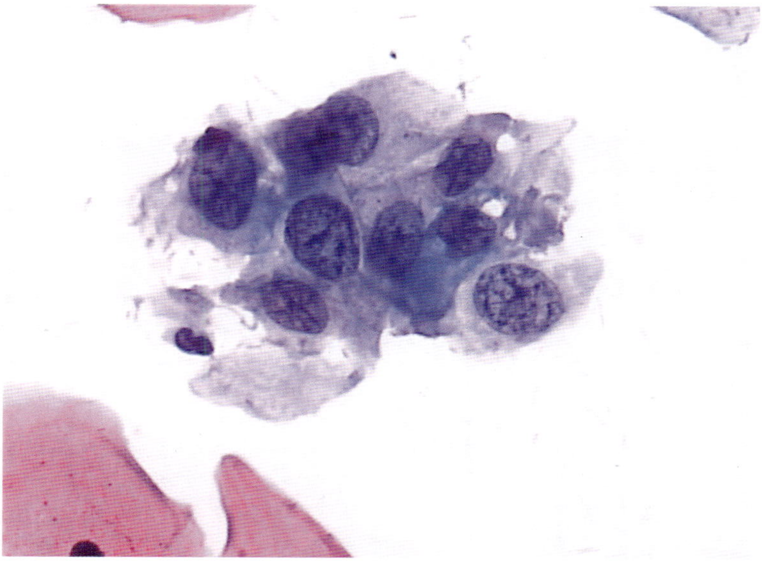

附图5-18

HSIL，符合CINⅢ。×400

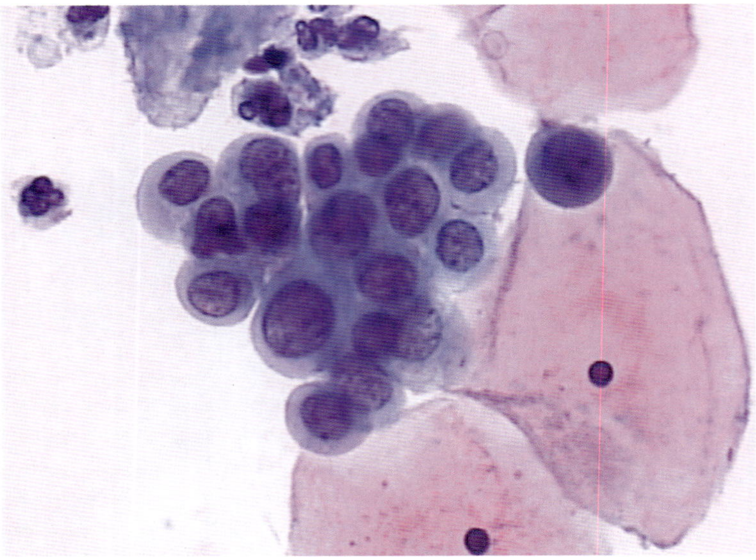

附图5-19
HSIL，符合CINⅢ。×400

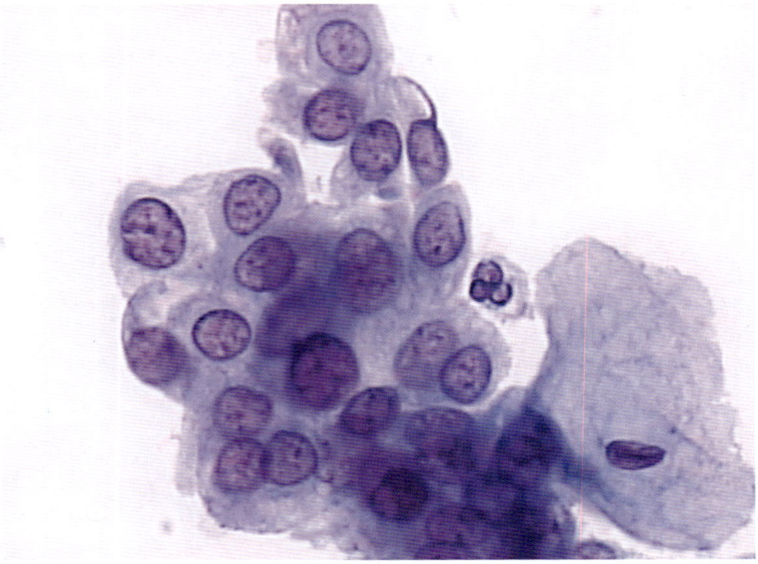

附图5-20
HSIL，符合CINⅢ。×400

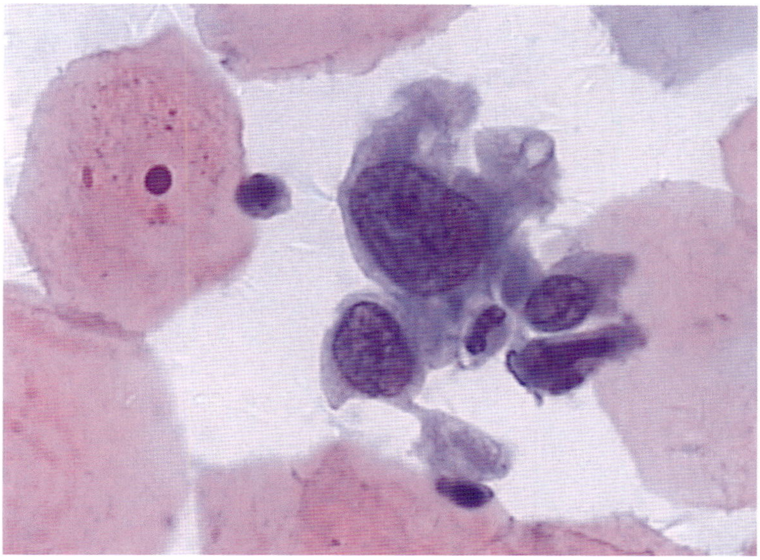

附图5-21

HSIL，符合CINⅢ。×400

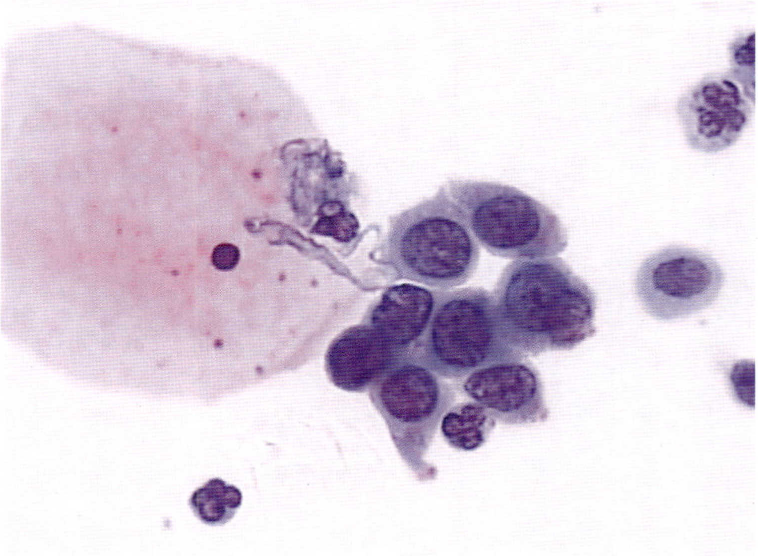

附图5-22

鳞状上皮细胞癌。×400

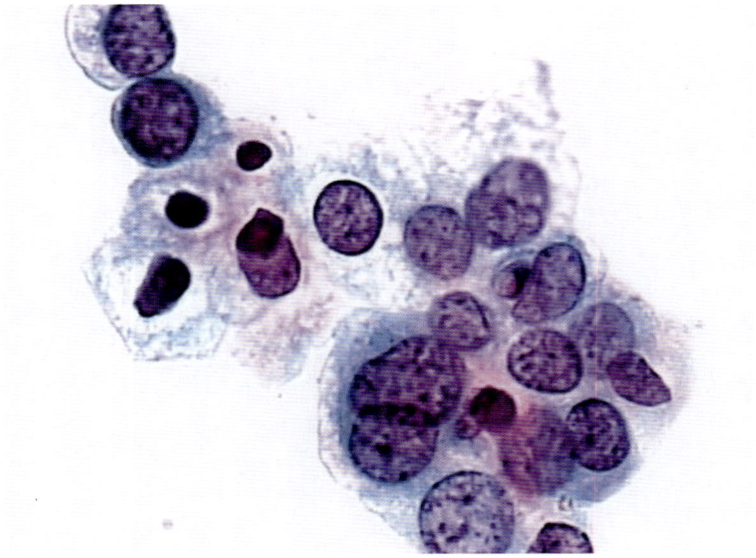

附图5-23
鳞状上皮细胞癌。×400

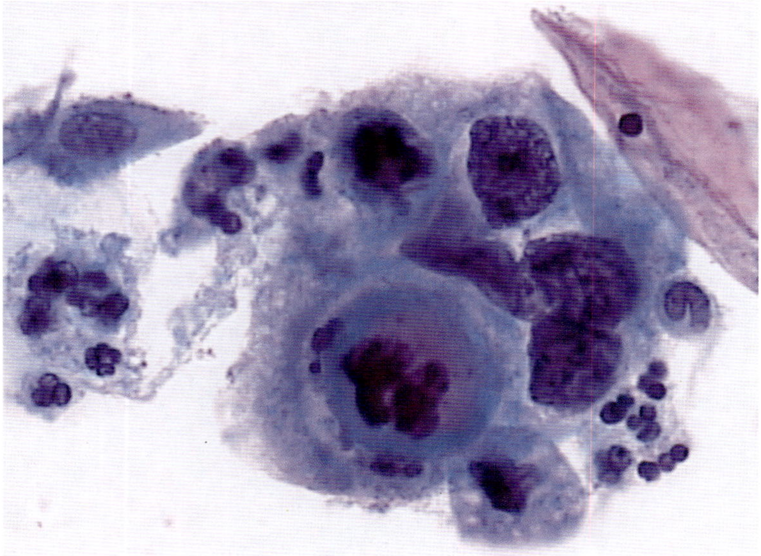

附图5-24
鳞状上皮细胞癌。×400

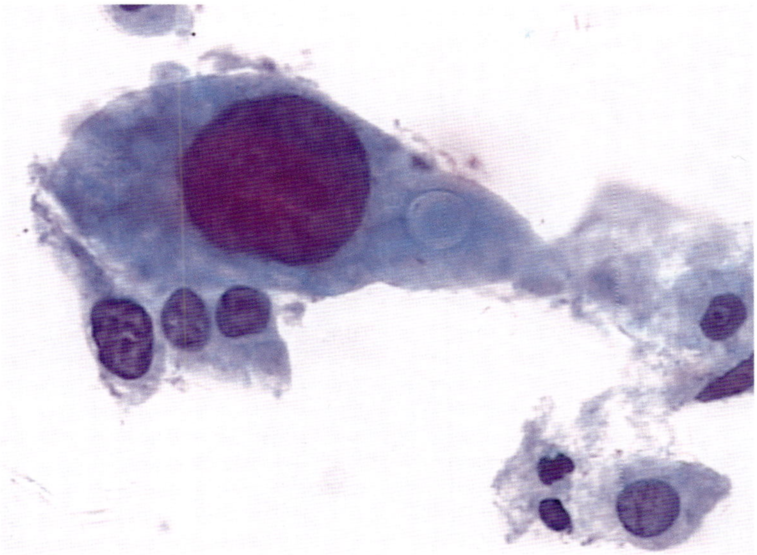

附图5—25

鳞状上皮细胞癌。×400

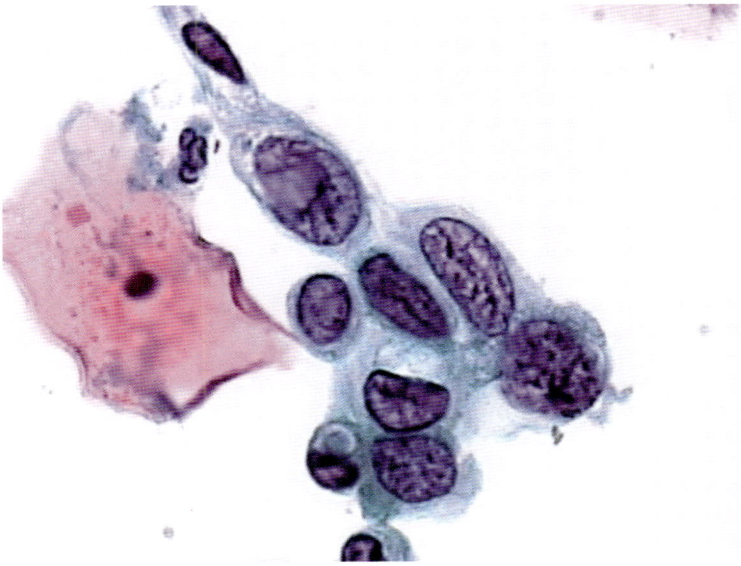

附图5—26

鳞状上皮细胞癌。×400

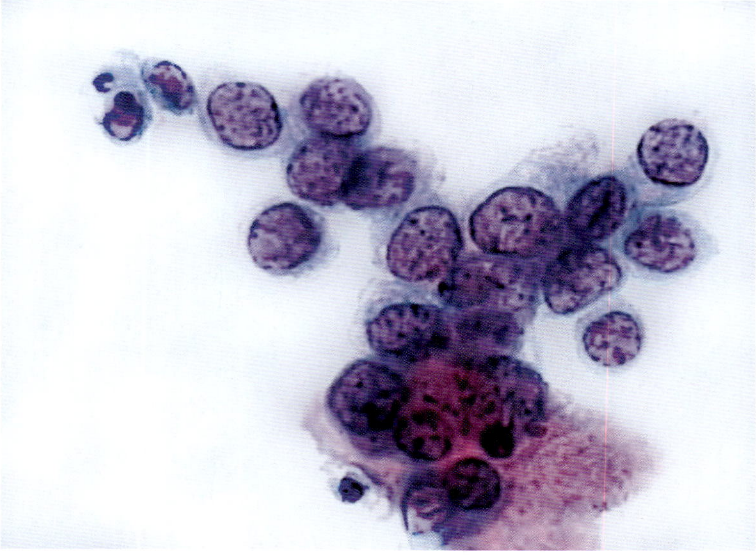

附图5—27
鳞状上皮细胞癌。×400

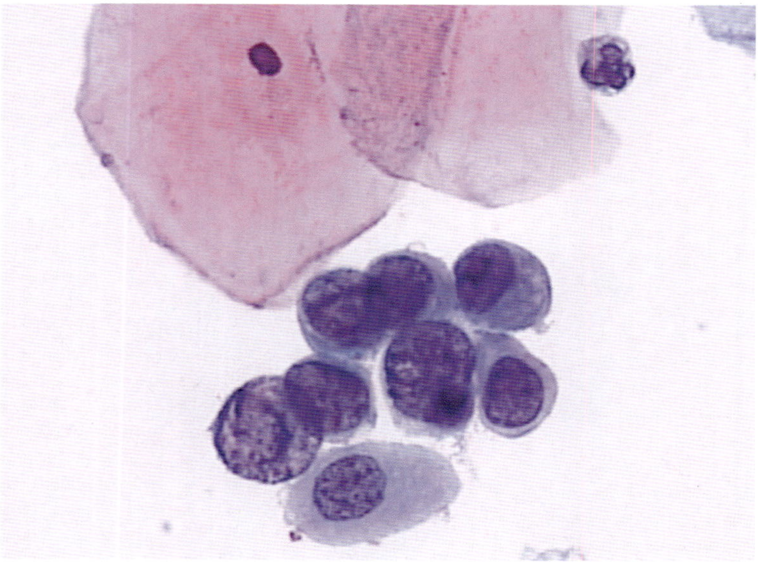

附图5—28
鳞状上皮细胞癌。×400

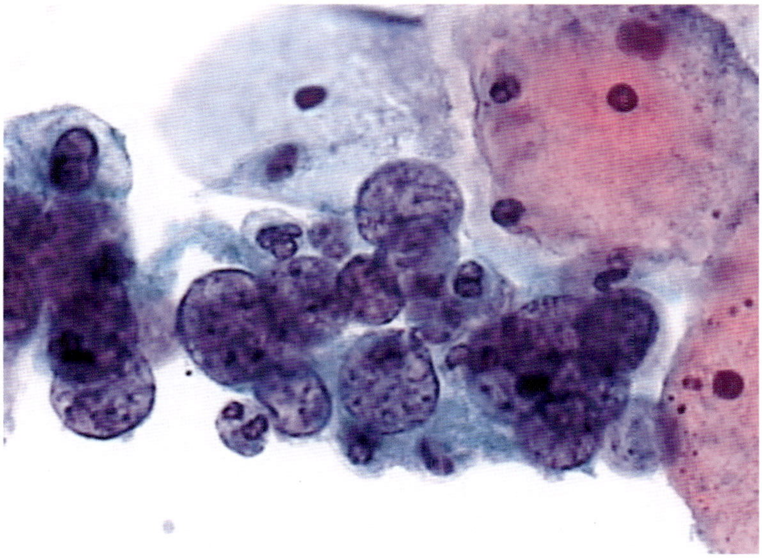

附图5—29
鳞状上皮细胞癌。×400

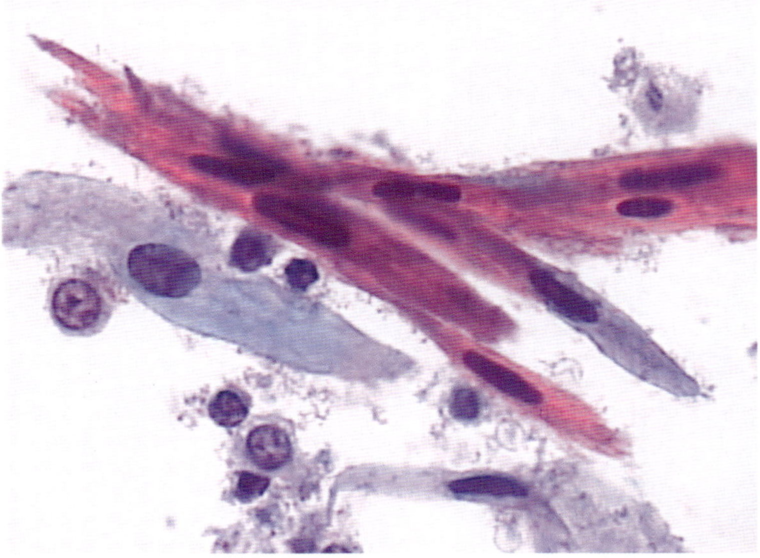

附图5—30
角化型鳞状上皮细胞癌。×400

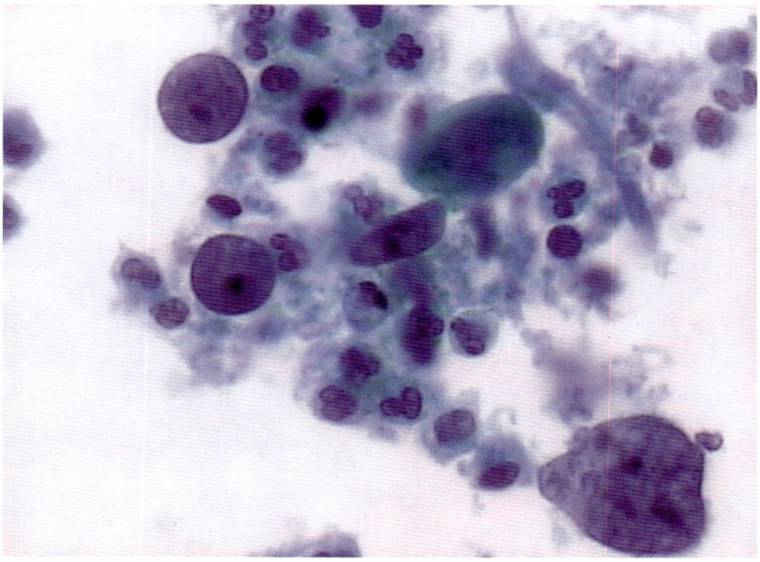

附图5–31
宫颈腺癌。×400

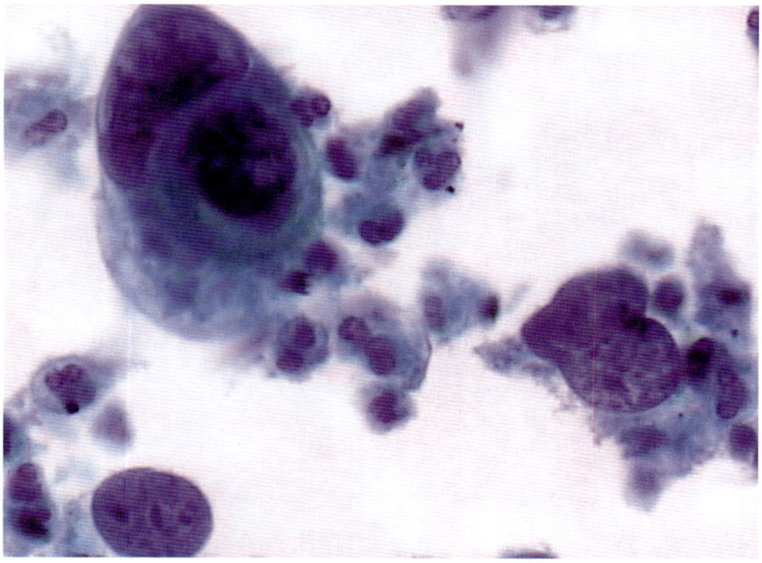

附图5–32
宫颈腺癌。×400

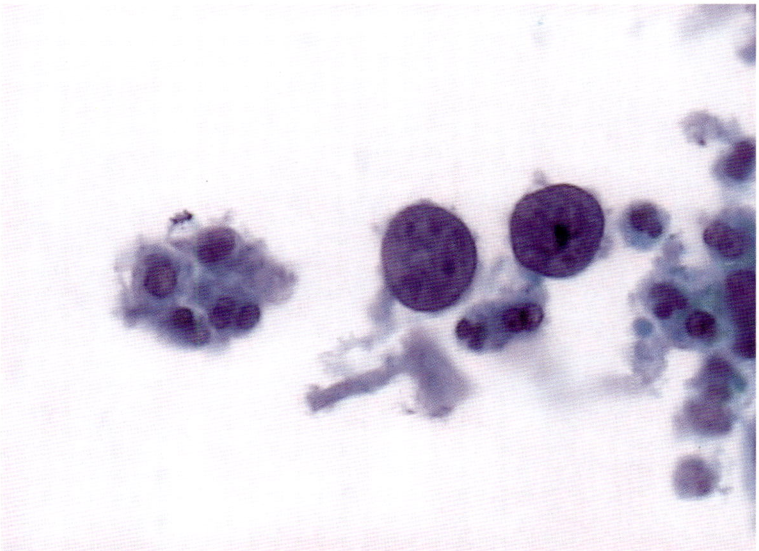

附图5-33

宫颈腺癌。×400

第六章
阴道镜的操作方法及标准术语

第一节 阴道镜的构造和性能

阴道镜的临床应用已有80多年的历史，最初是使用放大镜检查宫颈，随后一些光学仪器厂纷纷开始研制阴道镜，最初制造的都比较简单，如配一简单支架的单目阴道镜。随着光学仪器的发展，阴道镜的功能日臻完善，单目镜变成双目镜，放大倍数可调节。为了方便教学，有些阴道镜侧旁专门设置了教学镜，可以两人同时观察一个视野。为了满足保存医学档案的需要，阴道镜上又增添了照相设备，开始使用的是135胶卷，拍完后统一冲洗，但不便于临床工作。由于照相器材的进步，有些阴道镜又改装了一次成像型照相机，当时便可取出所摄的彩色照片，大大方便了医生和患者。日本奥林巴斯（Olympus）公司生产的OCS—Ⅱ型阴道镜具有变焦功能，确保了整个变焦范围内图像清晰，并采用了玻璃纤维导光方式，被观察部位不会发热或干燥。镜体设计也很轻便，使操作更为轻松、准确。20世纪70年代作者和郑州光学仪器厂合作率先将摄像系统应用于阴道镜，生产出了YSD—Ⅲ型阴道镜，它可将阴道镜图像通过摄录像系统显示在电视机屏幕上，它实质上是国内第一台电子阴道镜，但由于当时种种原因未能大量开发、推广与应用。1993年美国Welch Allgn公司首次推出了威龙电子阴道镜，它有别于传统的光学阴道镜，取消了目镜，医生只需借助于大屏幕显示器即可完成对病灶的观察，突破了光学阴道镜只能单人靠目镜观察、易出现操作疲劳、检查速度慢、图像采集和打印困难、不易于交流等局限，具有操作简便灵活，能对观察的图像进行采集、存储、分析、打印和病例管理等优点。近年来国内电子阴道镜发展迅速，并推出了光电一体阴道镜，大大方便了操作。

一、光学阴道镜

目前市场上有数不尽的各种型号的阴道镜，但其基本结构都大同小异，光学阴道镜的基本结构包括放大镜、支架、电源三部分。

1.放大镜

不同型号的阴道镜其放大倍数也不尽相同，一般有×10、×16、×24等可调节的放大倍数。奥林巴斯OCS—Ⅱ型阴道镜的镜头具有变焦功能，在变焦范围内能使不同放大倍数的图像都清晰可见。视野广阔、影像清晰是其特点。阴道镜都配有红、绿两色滤光片，使用绿色滤光片时光线柔和，红色滤光片背景全呈红色，更适合于观察血管的形态及收缩功能。

双目阴道镜目镜距离可以在50～80 mm之间调节，为了适应观察者双目不同的屈光度，左右目镜均可单独调整屈光度，其调节范围一般为±4个视度。

镜头的俯仰由一个手柄来完成，通过控制手柄使镜头俯仰达到满意的观察角度。镜头侧旁安装有调焦螺旋，转动螺旋可调整焦距，使图像更加清晰。

比较好的阴道镜在镜头的后方或侧旁安装有照相机设备。

2.支架

不同型号的阴道镜，其支架设计千差万别，老式的阴道镜支架比较笨重，移动不灵活。理想的支架应是结构简单、操作灵活、平衡稳定、移动方便。

新型的阴道镜底座安装有4个万向轮，前后左右推动都很方便。支架的纵轴上，利用杠杆原理安装一个可上下移动的横臂，横臂一端为镜头，另一端为保持平衡的重锤，操纵者可以很方便地使镜头升高或下降，以适应不同的观察高度。

3.光源

阴道镜为一放大镜，需要一个理想的光源提供照明亮度，光源的输入电压一般为220 V，输出电压为8～12 V，照明所用的灯泡为50～100 W的卤灯。老式阴道镜的光源设计在放大镜的后方，由于卤灯工作时产生高温，所以在其后方都安装有微型电风扇，以降低局部温度。新型阴道镜采用了冷光源，光源位置在远离镜头的支架下方，通过光导纤维把光线输送到放大镜，因此被观察部位不发热。

二、电子阴道镜

有关电子阴道镜的基本结构，现以北京四维赛洋科技有限公司生产的VIZ—YD型光学电子阴道镜为例介绍如下。

1. 支架

支架的底盘采用四轮定位和铅底座。

2. 光源

光源采用250 W氙灯冷光源光纤照明，配有绿色滤光片，可通过紫外光和提高影像对比度，用于直接观察宫颈表面异型血管时会更加清晰。

3. 物镜

物镜采用日本奥林巴斯消色差镜片，工作范围为300 mm；带微调焦功能。可根据医生手臂长度来选择合适的物镜。

4. 摄像部分

摄像部分具备1/3CCD，520线，200万像素，微电脑自动控制白平衡、色彩饱和度等特征。

5. 目镜

目镜由两个带眼罩的放大镜组成。

6. 调焦

VIZ—YD型光学电子阴道镜是可调焦的光学阴道镜，具有连续变倍的特点。

7. 云台

原装三维云台，配备阻尼结构。

8. 升降器

平行四边形互动升降器。

第二节　阴道镜检查所用的器械及药品

一、窥器

阴道镜检查时，最常观察的部位是宫颈。由于被检查者年龄、身高、胖瘦的差别很大，因此应准备有不同型号的窥器以求最好地暴露出宫颈。身材高大、肥胖、阴道壁松弛的患者，应使用大号窥器；身材瘦小或已绝经的患者，要选用中、小号窥器。选用的窥器应符合视野宽阔这一原则，使宫颈能被充分暴露而阴道壁又不向内突出，这样才便于观察、摄像和手术操作。

金属窥器光洁度好、使用方便，但其缺点是反光性强，影响拍照，常常使所拍出照片出现一些强的反光斑，影响了照片质量，使原本非常理想的一张照片出现了缺憾。如阴道窥器的内侧面能被镀成暗色或哑光，将使观察和照相的效果更为理想。

目前很多医院都使用了一次性塑料窥器，其优点是价格便宜、避免了交叉感染。但一次性窥器暴露的视野不够宽阔，反光虽不如金属窥器强，但也有一定反光性。

对一些十分肥胖、阴道壁非常松弛的患者，即使使用宽大的大号窥器也不能满意地暴露出宫颈时，需要使用上下侧方都能扩开的四叶拉钩。

有些患者病变在颈管内，作者设计了一种颈管扩张器，可将颈管内病变充分暴露，进行满意的观察和手术操作。至于一些幼女需要进行阴道镜检查时，可借助耳鼻喉科的器械如鼻镜等。

二、检查用药

在行阴道镜检查时，为了区分鳞状上皮与柱状上皮、正常上皮与炎症或恶变，常常借助于3%醋酸溶液和碘溶液。

1. 3%醋酸溶液

纯冰醋酸　　3 mL

蒸馏水　　97 mL

储存于密封性能良好的棕色玻璃瓶内备用。

2．碘溶液

碘	1 g
碘化钾	2 g
蒸馏水	100 mL

储存于密封良好的棕色玻璃瓶内备用。

3．40%三氯醋酸溶液

纯三氯醋酸	40 mL
蒸馏水	60 mL

三氯醋酸主要用于治疗较小的尖锐湿疣病灶，对假性湿疣效果更好。

三、辅助器械及物品

1．活检钳

活检钳主要用于可疑病变部位钳取活体组织送病理检查，长度应在26 cm左右，操作起来比较方便。活切钳刀锋应锐利，以能切取2～3 mm组织块为度，切取过多易引起不必要的出血。

2．宫颈钳

宫颈钳长度应在26 cm左右，头部呈鼠齿状，主要用于宫颈过硬、韧和光滑的患者。在活检时起牵拉、固定作用。

3．长弯钳

长弯钳长度为26 cm左右，用于摘取宫颈息肉或小的黏膜下肌瘤。

4．阴道脱落细胞检查用品

阴道脱落细胞检查用品包括刮板、刻有编号的玻片、用于固定标本的玻片缸或液基细胞取材用品。

第三节　阴道镜检查的适应证及临床价值

一、阴道镜检查的适应证

（1）阴道脱落细胞学涂片检查巴氏三级以上或TBS报告为非典型鳞状上皮细胞（ASC）、低度鳞状上皮内病变（LSIL）、高度鳞状上皮内病变（HSIL）或人乳头瘤病毒（HPV）检测阳性。

（2）细胞学检查虽然阴性，但肉眼观察疑癌。

（3）长期按宫颈炎治疗，但效果不好者。

（4）肉眼观察难以确定病变的细微外形结构，需在阴道镜下放大倍数观察的病变。

（5）宫颈癌手术前，需在阴道镜下确定病变波及的部位，指导手术应切除的范围。

二、阴道镜检查的临床价值

阴道镜检查目前已成为妇科防癌检查的常用手段。由于其操作方便，患者无痛苦、无交叉感染，且可提供可靠的活检部位、及时拍摄照片、保存有价值的临床资料，因而决定了其较长久的推广应用价值。

阴道镜是一种临床检查方法，其主要功能是将欲观察的病变部位放大10～30倍，用来观察病变部位的血管和上皮改变。但由于其放大倍数有限，因此不能观察到细胞的细微结构，只能观察由病变引起的局部形态学改变。所以，它只能提供可疑病变部位，而不能作为确定病变性质的诊断手段。但是，随着对阴道镜图像认识的提高、检查经验的积累，目前有经验的阴道镜医生已能够通过图像变化对病变性质做出初步判断，大大提高了早期发现率。特别是2002年在西班牙巴塞罗那召开的第11届国际子宫颈病理与阴道镜联盟大会上制定了新的阴道镜术语，它不仅对各种阴道镜术语做出了详细规定，还提出了高度鳞状上皮内病变（HSIL）和低度鳞状上皮内病变（LSIL）这一术语，对阴道镜图像做出了客观和恰当的评估，使阴道镜医生的诊断更接近于病理诊断。

阴道脱落细胞学检查是一种实验室检查方法，通过对细胞的染色，在显微镜下可观察到细胞的形态学改变，以及细胞浆、细胞核的变化，从而判断细胞的病理改变程度，对细胞的性质可做出较准确的判断。由于脱落细胞是从可疑病变区收集到的标本，其所提供阳性线索有时比点状活检更有参考价值。

阴道脱落细胞检查、阴道镜检查和病理检查联合应用（即三阶梯技术），具有非常重要的临床价值，对于细胞学阳性的患者，阴道镜检查可提供准确的活检部位，从而大大避免了活检的盲目性，提高了活检阳性率。对于细胞学检查阳性而肉眼观察下点状活检阴性的患者，阴道镜检查更具有重要意义。

第四节　阴道镜的操作方法及观察步骤

一、检查前的准备工作

阴道镜为一放大镜，主要用于观察外阴、阴道、宫颈的病变，也可扩大到全身可暴露部位病变的观察，如皮肤病、体表的肿瘤等。

由于阴道镜是观察病变部位的上皮及血管形态的异常变化，所以检查前应尽量减少对检查部位的刺激与干扰。例如在对阴道或宫颈进行阴道镜检查前24小时内，应避免性交、妇科检查、局部活检或治疗。对合并有急性感染，如滴虫性阴道炎、假丝酵母性阴道炎等，应首先控制感染，在局部急性炎症治愈后再行阴道镜检查。

阴道镜检查时患者取膀胱截石位卧于妇科检查台上，根据检查台的高度，调整阴道镜支架上的升降旋钮。目前使用的阴道镜多为双目镜，如观察者双眼屈光度相差甚大，应首先调整目镜，使双眼同时都能观察到清晰的图像。

阴道镜上如带有照相装置，应将相机内装上胶卷，调整好曝光时间，将相机安装在阴道镜的照相部位，并把相机上曝光用的电源线插头插在阴道镜的相应插座上。

接通阴道镜的电源，开启电源开关，如电源进入正常工作状态，便可以开始阴道镜检查。

二、操作方法

1.放置窥器

放置窥器时不使用任何润滑剂，如液状石蜡、肥皂水等，如老年人阴道干涩，可在窥器外面涂些生理盐水或少许无刺激性润滑剂。根据患者的年龄、胖瘦，选择不同类型的窥器，如患者高而胖，应选择前后叶长而阔的窥器；如准备照相或有手术操作，最好选择鸟嘴形窥器（因其视野开阔，便于拍照和手术操作）；如老年人外阴、阴道萎缩，要选用小号、前后两叶短而窄的窥器。

放置窥器时要一边进入一边不断开启前后叶，逐渐暴露出宫颈，切忌粗暴强行将窥器直接插入，这样容易损伤宫颈造成出血，影响观察。特别是对于宫颈癌患者，放窥器时动作更应轻柔。

2.开启光源

阴道镜的光源开关一般都设置在水平移动臂上或镜头旁，较新型的阴道镜采用的触摸式开关常设置在冷光源上。

光源接通后，根据光斑位置调整镜头的高低，使其达到合适的位置。镜头上一般都装有红、绿两种滤光片，最常用的是绿色滤光片。

3.直接观察

首先调整焦距，先将光斑投照到欲观察的位置，然后前后推动镜头，直至用目镜可观察到比较清晰的图像，然后调整微调螺旋，至图像非常清晰时便可开始观察。

如观察宫颈的病变，先用无菌棉球轻轻擦去宫颈表面及阴道内的分泌物，然后再进行观察。观察的内容包括宫颈的大小、有无宫颈黏膜外翻、糜烂面大小、血管及上皮有无异常。

三、观察步骤

为进一步区分宫颈表面的鳞状上皮或柱状上皮，了解血管的收缩反应，判断宫颈表面病变的性质，有时需要在宫颈表面涂一些药物，以期使图像变得更清晰，更有利于明确诊断。常用的方法有以下几种。

1. 3%醋酸溶液试验

3%醋酸溶液是阴道镜检查时最常使用的溶液，宫颈表面涂醋酸后，它的阴道镜图像迅速发生变化，主要有下面几种改变：

（1）涂醋酸后，柱状上皮迅速水肿、变白，呈典型的“葡萄串”样改变，而鳞状上皮没有这种改变，鳞柱交界变得非常清晰。

（2）涂醋酸后，鳞状上皮变白，特别是白色上皮部位，明显隆起、变白，与周围正常鳞状上皮界线分明。

（3）涂醋酸后，血管先收缩，继而扩张，点状血管、螺旋状血管清晰可见，数秒后逐渐变模糊。

（4）涂醋酸后，腺体开口周围的鳞状上皮变白，呈“火山口”状，使开口更易辨认。

（5）涂醋酸后，真性糜烂的图像不发生大的变化，而假性糜烂涂醋酸后则易形成“葡萄串”样改变。

涂醋酸后，应立即进行观察，因涂后发现的图像变化仅能维持短暂的数秒，以后虽可再次涂醋酸观察，但涂后的效果远不如第一次的效果好。

2．碘溶液试验

以窥器暴露出宫颈后，先以无菌棉球轻轻拭去表面黏液，然后用蘸有碘溶液的小棉球均匀涂抹病变部位及其周围黏膜，观察局部着色情况。

观察结果：应注意病灶及其周围组织的着色程度，着色较深、呈棕褐色或呈褐色者为阳性；不着色区称为碘试验阴性。

正常宫颈或阴道的鳞状上皮含有丰富的糖原，表面涂碘液后，可被染成棕褐色或黑褐色，其着色的深浅与其所含糖原的多少有关。正常宫颈管柱状上皮或被覆于糜烂面的柱状上皮，一般均不着色。

当鳞状上皮发生病变时，如非典型增生或上皮癌变，其上皮内所含糖原量明显减少或缺乏。因此涂碘液后病变面不着色或着色很淡。临床上根据此原理，通过着色程度的不同，判断病变的范围。

除上述情况外，绝经后妇女或幼女因雌激素水平较低、上皮菲薄、细胞内含糖原减少，故涂碘液后可不着色或着色很浅。

由上述可知，碘试验并非检查癌变的特异性试验，它的临床价值为：①区分正常鳞状上皮或需做活检的不着色上皮。②了解病变的范围，特别是早期浸润癌累及的部位，为手术切除的范围提供必要的参考。

在碘液的配制过程中，待碘和碘化钾溶解后保存于棕色瓶中，防止见光变质，一般使用4～6周后须重新配制新鲜碘溶液。

3．三氯醋酸溶液试验

一般使用的三氯醋酸溶液浓度为40%～50%，对组织具有较强的腐蚀、固定作用。正常宫颈或阴道黏膜涂三氯醋酸溶液后，立即变白、增厚，但表面光滑。假性湿疣（绒毛状小阴唇）涂三氯醋酸溶液后，黏膜变白，表面明显的凸凹不平、粗糙。尖锐湿疣涂三氯醋酸溶液后，立即呈刺状或棒状突起，与正常黏膜界线清楚，很容易区别。

三氯醋酸对分布于黏膜表面的较早期的尖锐湿疣有很好的治疗作用，涂药后2～3 d，涂药部位上皮脱落，1周后可重复使用。

四、电子阴道镜的操作方法

开机后，将镜头置于距宫颈约30 cm处，实时显像较清楚时，将图像放至最大，观察中心部的毛细血管，调节至最佳清晰度再缩小，因倍数小必定更清楚，必要时使用调焦距的微调及绿色滤镜。检查完毕，详细记录被检查者的病史并描述所观察到的图像，存储并打印报告。

第五节　阴道镜标准术语及评分标准

一、阴道镜标准术语

阴道镜在临床应用后，一度出现图像术语混乱、命名不一的现象，且有些术语不能反映出病变的本质，因而不利于指导临床工作，并可能产生一些误解。为此，2002年在西班牙巴塞罗那召开的第11届国际子宫颈病理与阴道镜联盟大会上制定了新的阴道镜术语。该术语的优点是全世界的阴道镜专家都可以用它描述病变，便于交流，特别是评价病变性质的术语HSIL、LSIL的出现，使细胞、阴道镜、病理专家有了交流语言，也更便于临床医生理解，即为标准术语。现归纳如下。

1．正常阴道镜所见

原始鳞状上皮；

柱状上皮；

转化区。

2．异常阴道镜所见

扁平醋白上皮；

致密醋白上皮；

细小镶嵌；

粗大镶嵌；

细小点状血管；

粗大点状血管；

碘试验部分阳性；

碘试验阴性；

非典型血管；

阴道镜特征提示浸润癌。

3．不满意阴道镜检查

鳞柱交界看不见；

严重炎症、严重萎缩、创伤；

看不见宫颈。

4．各种杂类所见

湿疣；

角化；

糜烂；

炎症；

萎缩；

类蜕膜样改变；

息肉。

具体介绍如下：

（一）正常阴道镜所见

1．原始鳞状上皮

原始鳞状上皮起源于宫颈和阴道，表面光滑，呈粉红色。无柱状上皮残存（图6–1），如分泌黏液的上皮、裂隙开口、腺体囊肿。对醋酸无反应，碘试验后呈棕褐色。

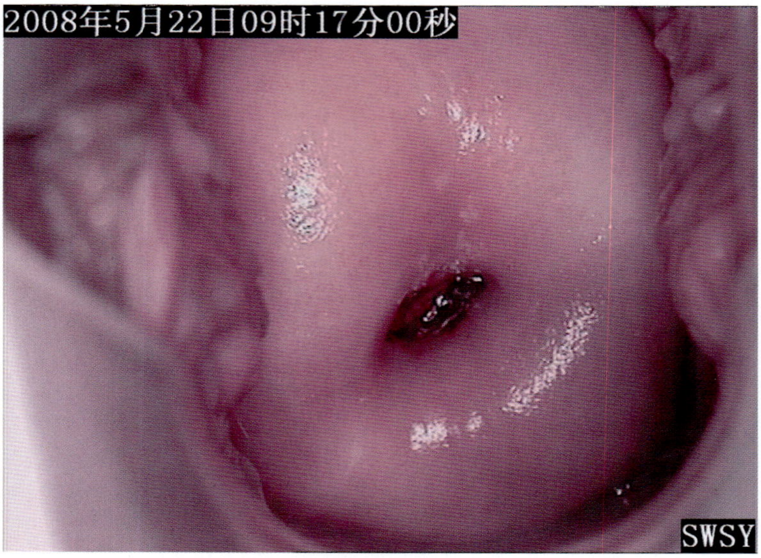

图6–1

原始鳞状上皮起源于宫颈和阴道，表面光滑，呈粉红色，无柱状上皮残存。

2．柱状上皮

柱状上皮是单层分泌黏液的高柱状上皮，上端延至子宫内膜，下端为原始鳞状上皮化生上皮，涂醋酸后呈典型的“葡萄串”样改变（图6–2）。柱状上皮可位于宫颈管、宫颈阴道部，偶见于阴道。

3．转化区

转化区位于原始鳞状上皮和柱状上皮之间，可见各种不同成熟程度化生的鳞状上皮。化生的鳞状上皮对醋酸有轻度的反应，碘试验表现为部分着色。正常转化区由柱状上皮岛及其周围化生的鳞状上皮、腺体开口和宫颈腺体囊肿组成。

转化区有三种类型：Ⅰ型转化区全部位于宫颈管外侧，转化区的内外边界全部可见（图6–3）；Ⅱ型转化区部分位于宫颈管外，部分位于宫颈管内，经辅助暴露宫颈管内部分完全可见（图6–4）；Ⅲ型转化区全部位于宫颈管内，不可见（图6–5）。

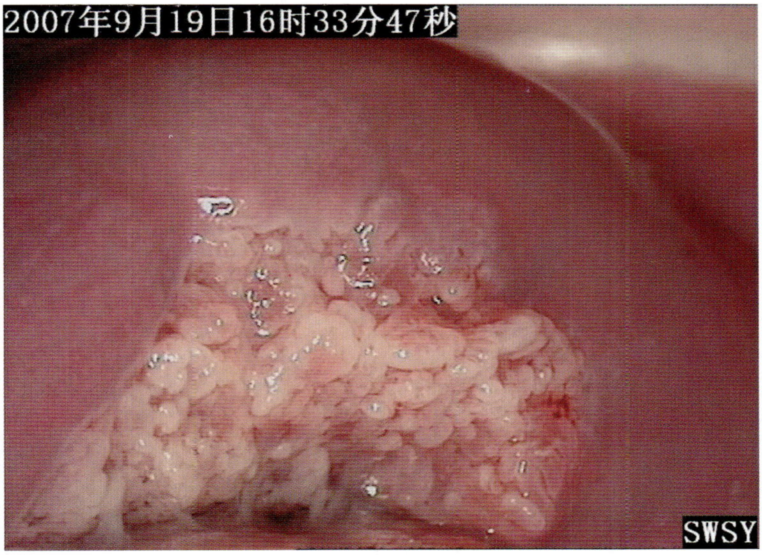

图6-2
柱状上皮是单层分泌黏液的高柱状上皮，涂醋酸后呈典型的“葡萄串”样改变。

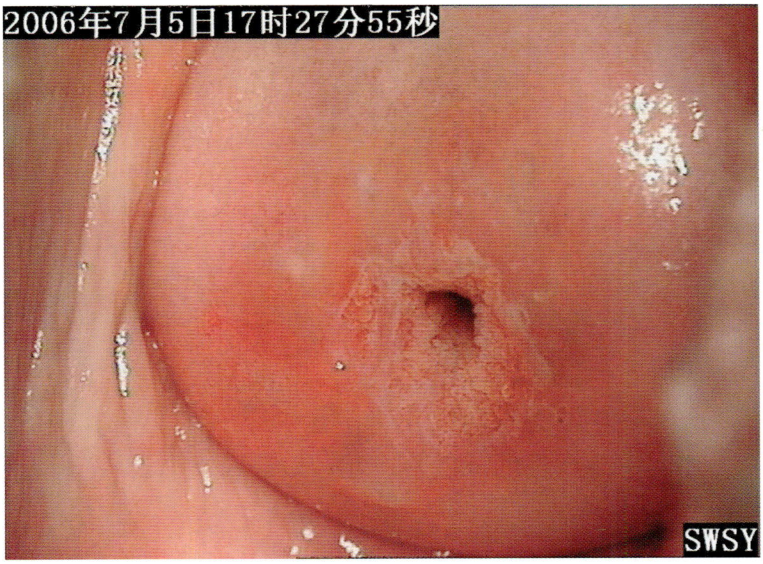

图6-3
Ⅰ型转化区全部位于宫颈管外侧，转化区的内外边界全部可见。

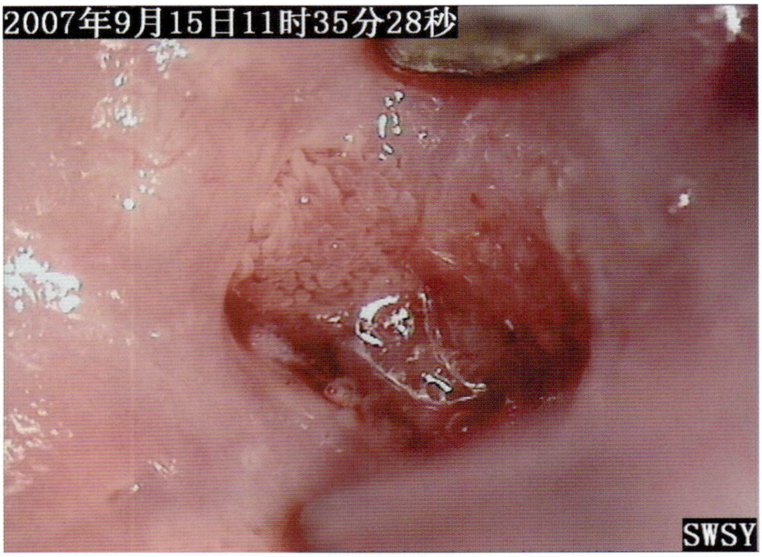

图6–4
Ⅱ型转化区部分位于宫颈管外，部分位于宫颈管内，经辅助暴露宫颈管内部分完全可见。

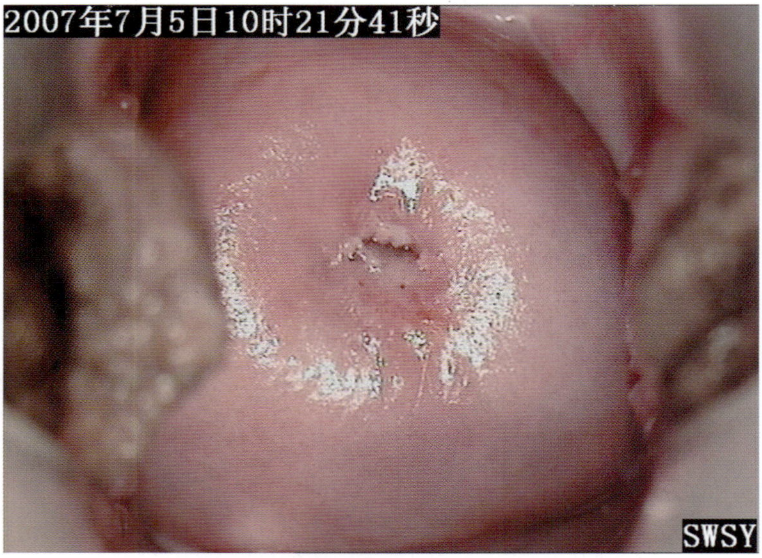

图6–5
Ⅲ型转化区全部位于宫颈管内，不可见。

阴道镜所见提示化生改变：

（1）上皮表面光滑，有规则、管径整齐的血管。

（2）醋白试验轻微改变。

（3）碘试验阴性或部分着色。

（二）异常阴道镜所见

1．醋白上皮

醋白上皮是涂醋酸后核致密区变白的异常阴道镜表现。尽管醋白现象也存在于不成熟的化生上皮中，但是，一般情况下，醋白上皮越厚、出现越快、消失越慢，提示病变越严重。致密醋白上皮出现在柱状上皮提示宫颈腺上皮病变（图6–6、图6–7）。

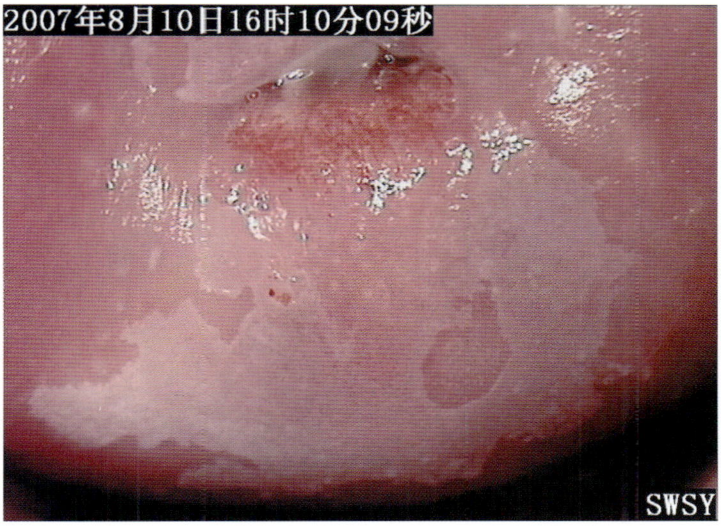

图6–6
扁平醋白上皮，较薄，表面光滑，醋白试验出现慢、消失快。

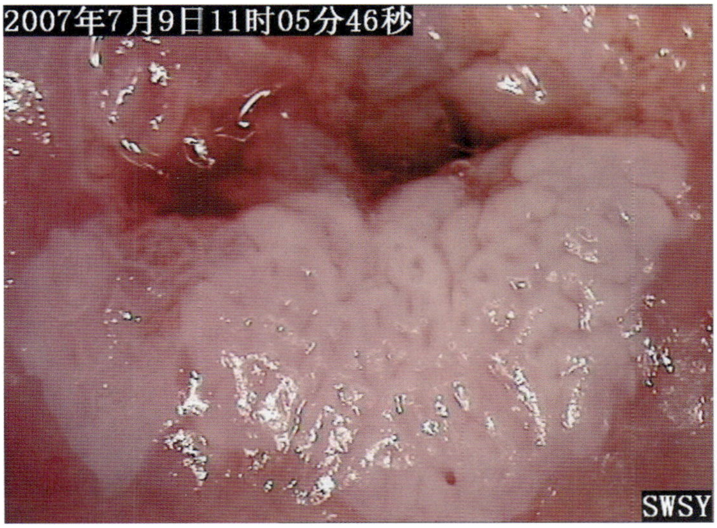

图6–7
致密醋白上皮，较厚，表面不平，醋白试验出现快、消失慢。

2. 镶嵌

新生血管呈镶嵌状改变的局部异常阴道镜图像。镶嵌越细小，提示病变越轻微（图6-8）；镶嵌越粗大、范围越广、越不规则，提示病变越严重（图6-9）。

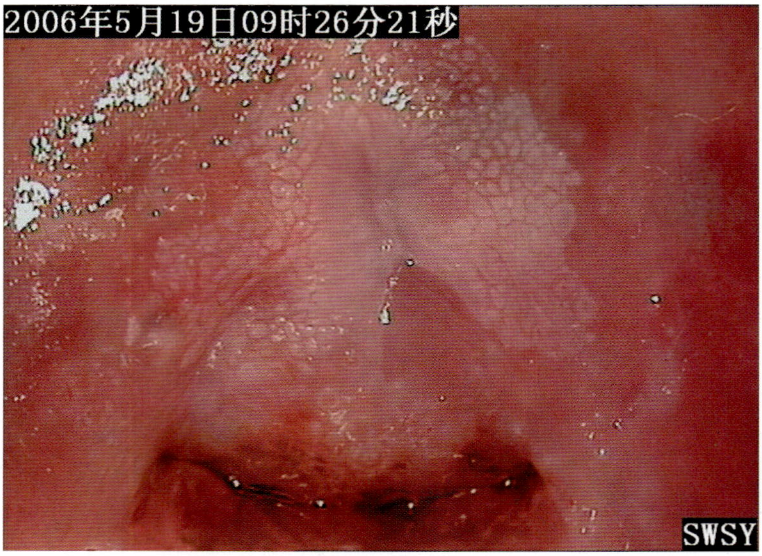

图6-8
细小镶嵌：新生血管呈镶嵌状改变，镶嵌越细小，提示病变越轻微。

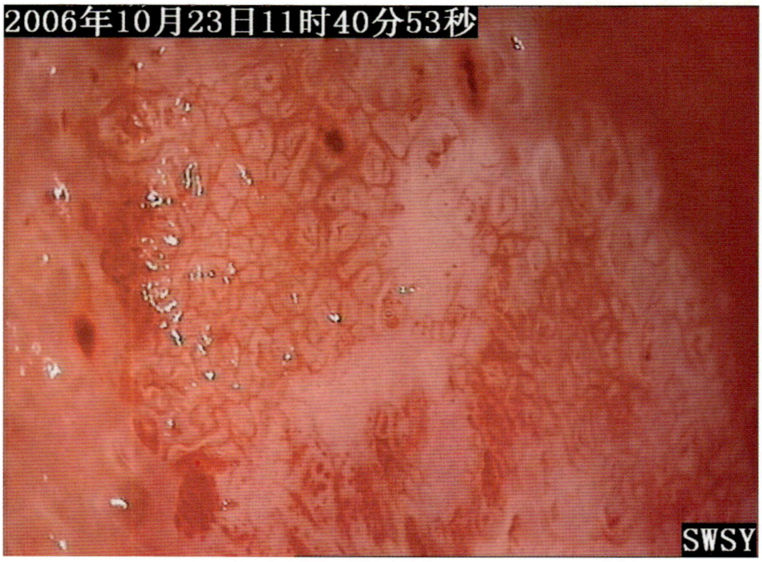

图6-9
粗大镶嵌：镶嵌越粗大、范围越广、越不规则，提示病变越严重。

3．点状血管

点状血管是毛细血管表现为点状形态的局部异常阴道镜图像。细小的点状血管出现在化生上皮或轻度病变中（图6—10），粗大的点状血管往往出现在高度病变中（图6—11）。

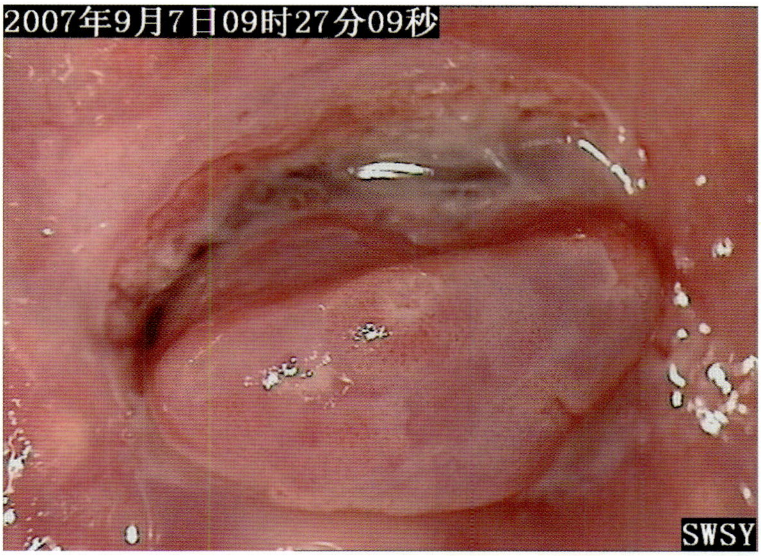

图6—10

细小的点状血管，常出现在化生上皮或轻度病变中。

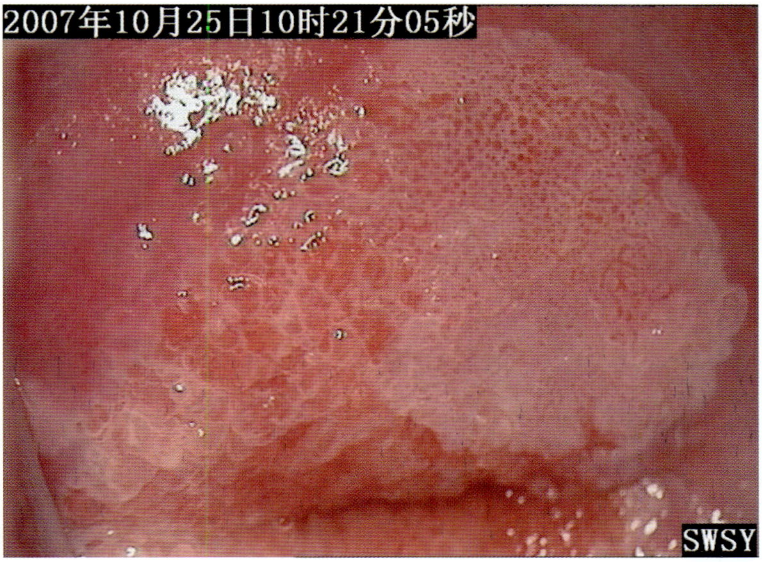

图6—11

粗大的点状血管，往往出现在高度病变中。

4．碘试验阴性

涂Lugol’s液后，含有丰富糖原的成熟鳞状上皮将被染成深棕色（图6–12），提示碘试验部分阳性。碘试验阴性可出现在不成熟的化生上皮、宫颈上皮内瘤变或低雌激素水平状态（如萎缩）。不成熟的化生上皮或低度上皮内瘤变碘试验表现为部分着色（斑点状着色）；而高度上皮内瘤变碘试验表现为全阴性。

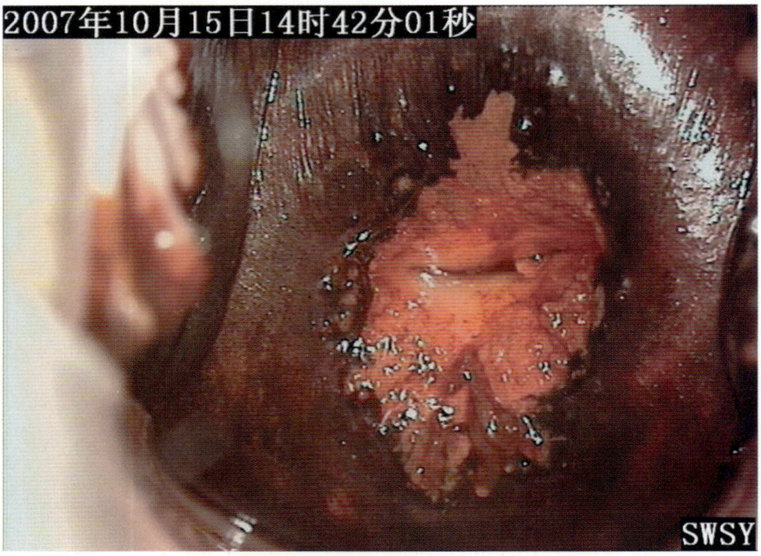

图6–12

碘试验部分阳性，含有丰富糖原的成熟鳞状上皮将被染成深棕色。碘试验阴性可出现在不成熟的化生上皮、宫颈上皮内瘤变或低雌激素水平状态（如萎缩）。

5．不典型血管

不典型血管是一种局部异常的阴道镜图像，其血管不呈点状、镶嵌或纤细分支状，而是不规则的血管走向突然中断，如逗点状、螺旋状、通心粉状（图6–13、图6–14）。

（1）阴道镜所见提示低度病变（图6–15、图6–16）：

1）上皮表面光滑，边界不规则。

2）轻度醋白上皮，出现慢，消失快。

3）碘试验部分着色。

4）细小点状血管，细小镶嵌。

（2）阴道镜所见提示高度病变（图6–17、图6–18）：

1）上皮表面光滑，边界清晰锐利。

2）致密醋白上皮，呈牡蛎白，出现快，消失慢。

3）碘试验阴性。

4）粗大点状血管，大小不等广泛的不规则镶嵌。

5）柱状上皮的致密醋白改变，提示腺体可能有病变。

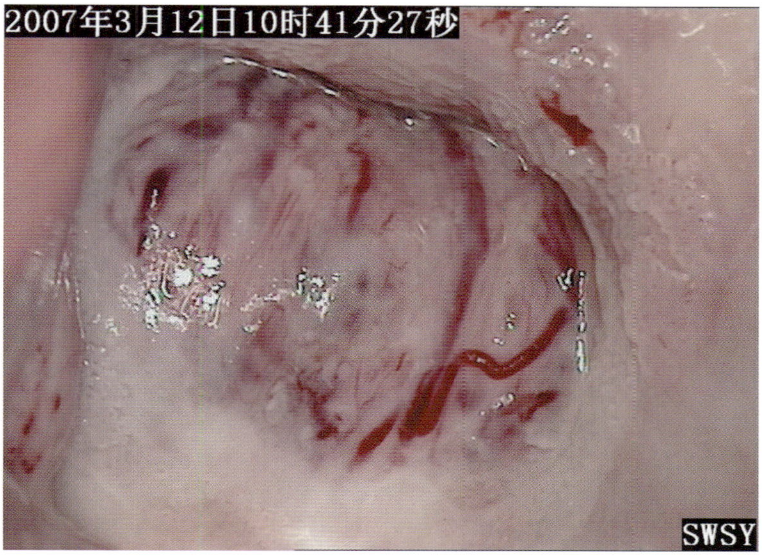

图6–13

粗大血管，血管明显增粗，常见于高度病变或癌。

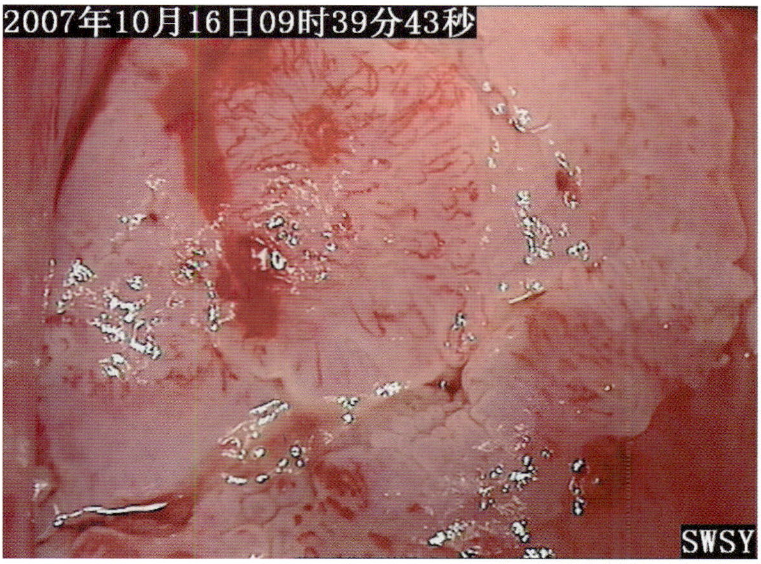

图6–14

发卡状血管，常见于增生活跃的组织。

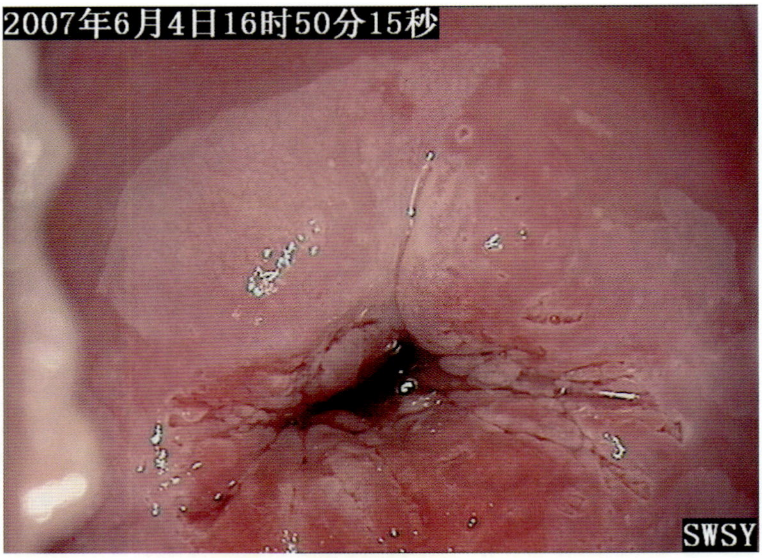

图6–15
阴道镜所见提示低度病变，醋白上皮薄而光滑，可伴有细小点状血管或镶嵌。

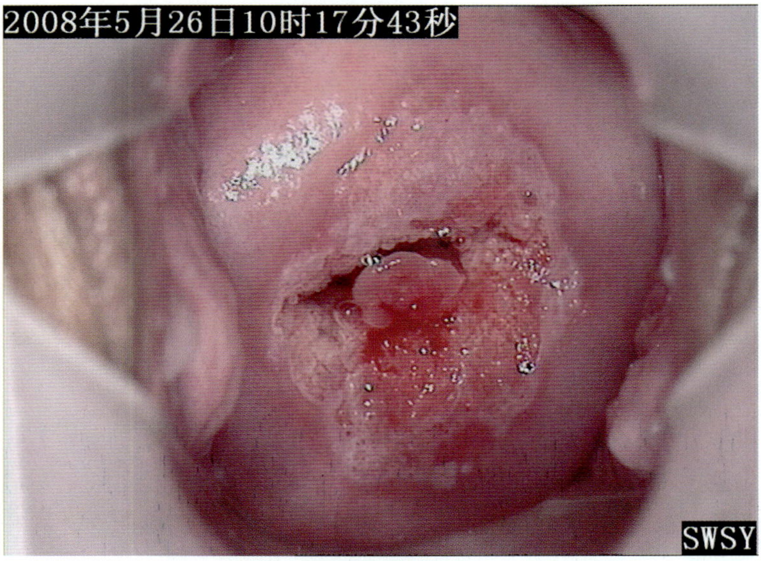

图6–16
阴道镜所见提示低度病变。

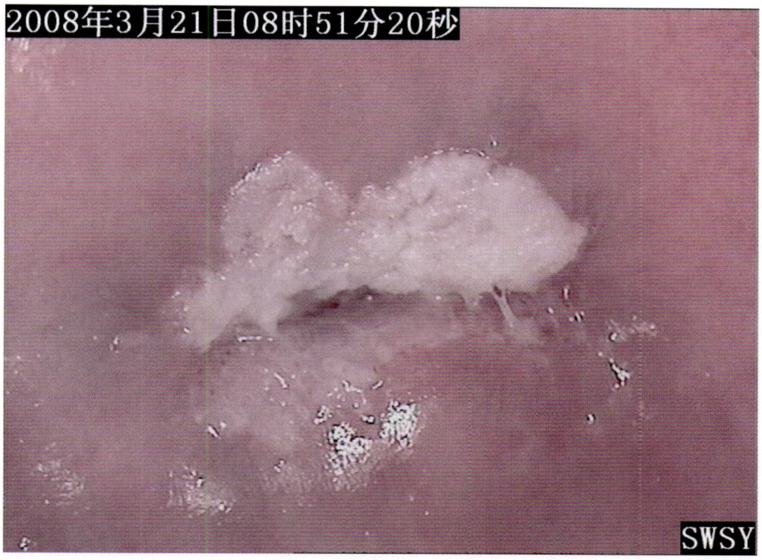

图6–17
阴道镜所见提示高度病变，醋白上皮厚而不平，常伴有粗大点状血管或粗镶嵌。

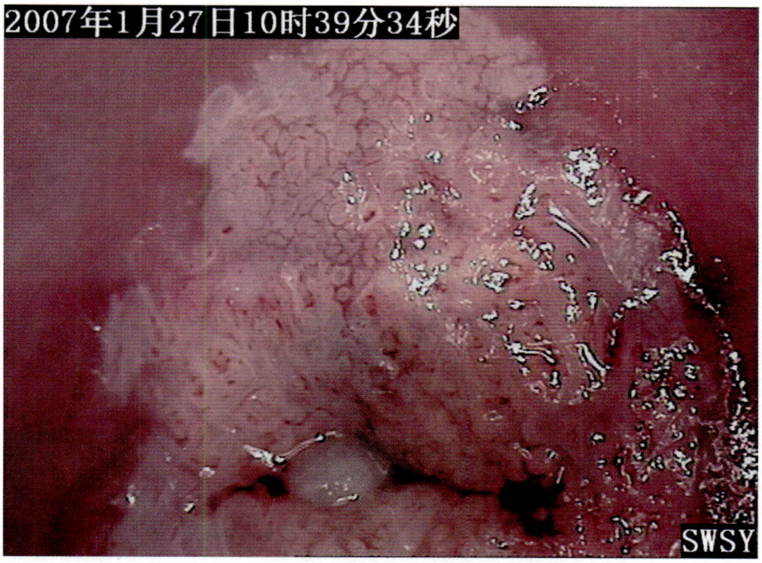

图6–18
阴道镜所见提示高度病变，醋白上皮厚而不平，常伴有粗大点状血管或粗镶嵌。

（三）阴道镜所见提示浸润癌

阴道镜所见提示浸润癌的表现（图6–19、图6–20）如下：

（1）宫颈表面不规则，糜烂或溃疡。

（2）致密醋白上皮。

（3）广泛的不规则点状血管、镶嵌。

（4）不典型血管。

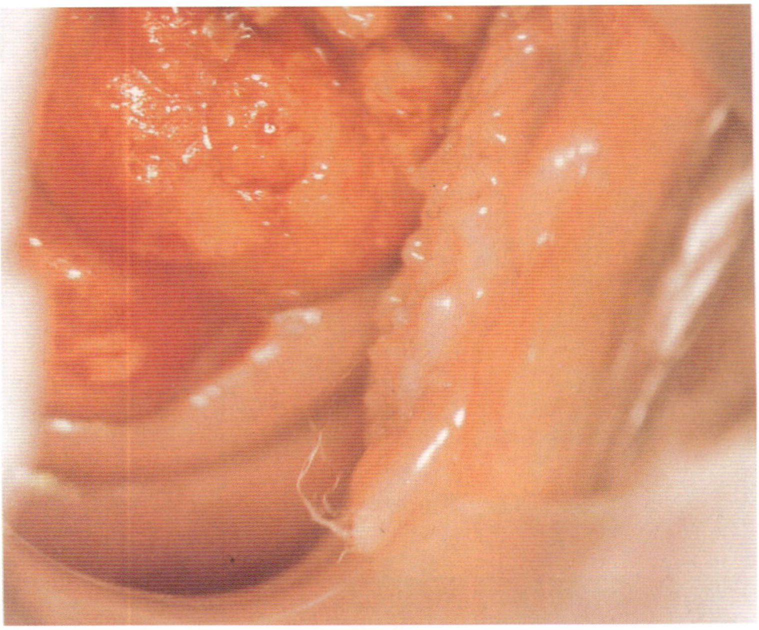

图6–19

阴道镜所见提示浸润癌，组织明显增生，高低不平，易出血。

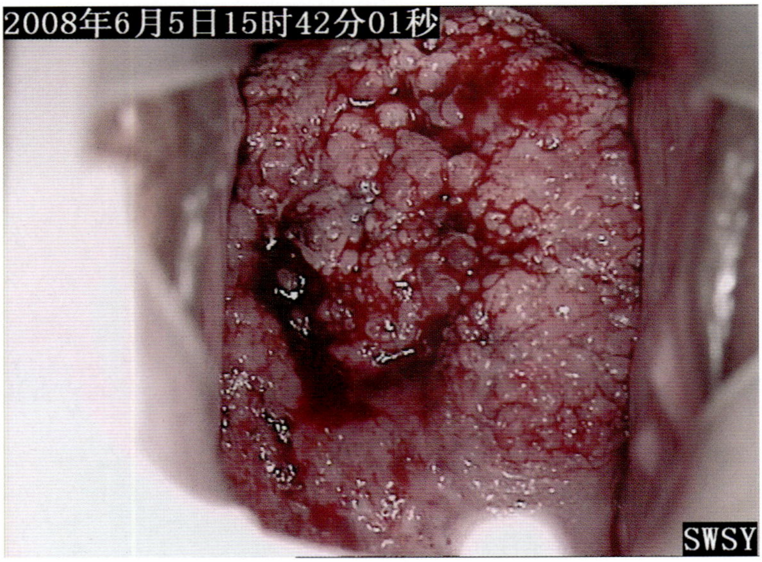

图6–20

阴道镜所见提示浸润癌，组织明显增生，高低不平，易出血。

（四）不满意阴道镜检查

（1）鳞柱交界看不见。

（2）严重炎症、严重萎缩、创伤。

（3）看不见宫颈。

（五）各种杂类所见

1．尖锐湿疣

尖锐湿疣在转化区内外均可发生，由HPV感染所致（图6–21、图6–22）。

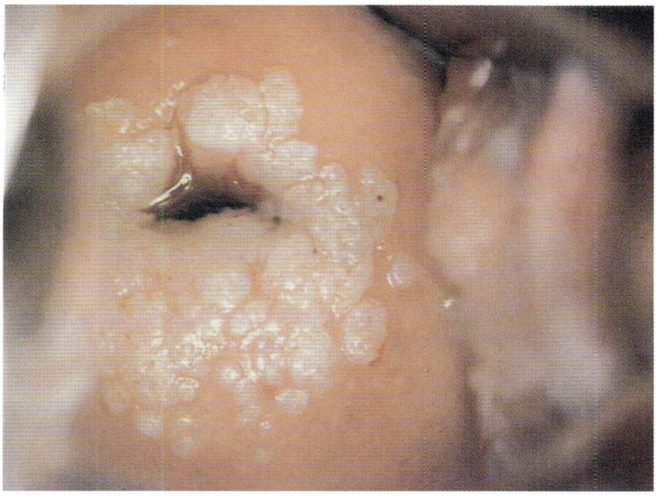

图6–21

宫颈尖锐湿疣。

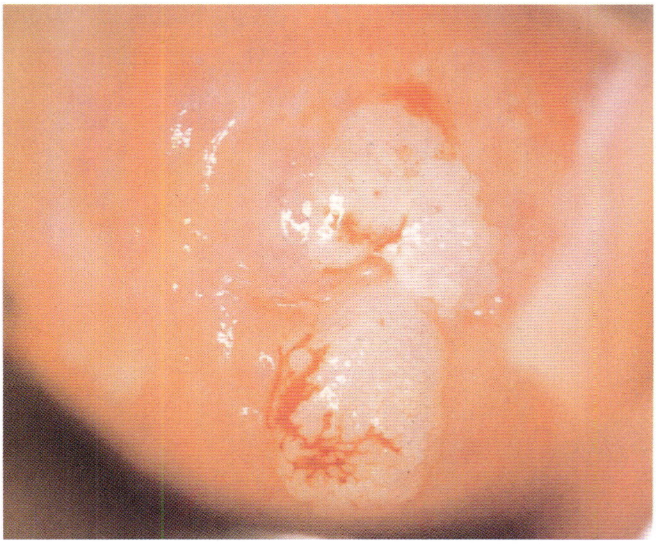

图6–22

宫颈尖锐湿疣。

2．角化

宫颈角化是一种角化过度或不全角化引起的局灶性白色隆起斑块，在涂醋酸之前已变白（图6–23）。

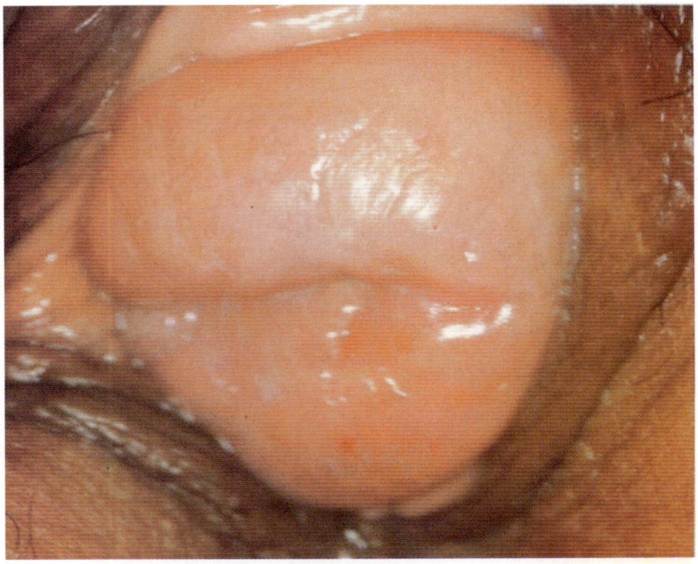

图6–23

宫颈角化。

3．糜烂

宫颈真性糜烂是由上皮裸露所致，可能由创伤引起。糜烂提示上皮表面脆弱，可能不正常（图6–24）。

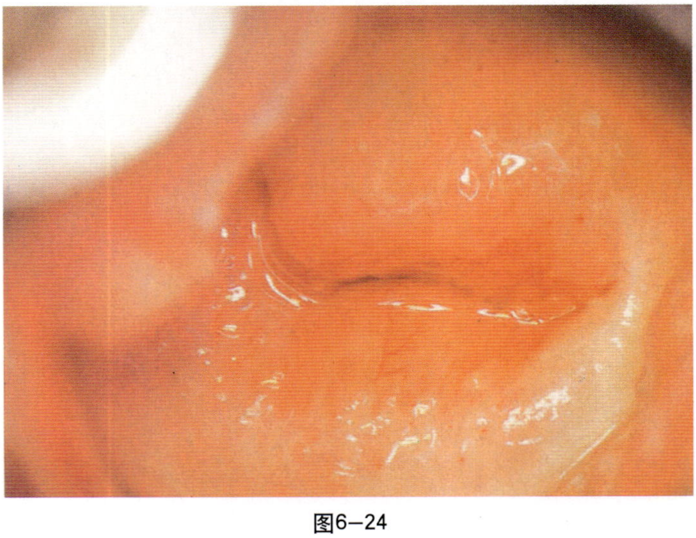

图6–24

宫颈糜烂。

4．炎症

宫颈炎症由局部或全身感染所致（图6–25）。

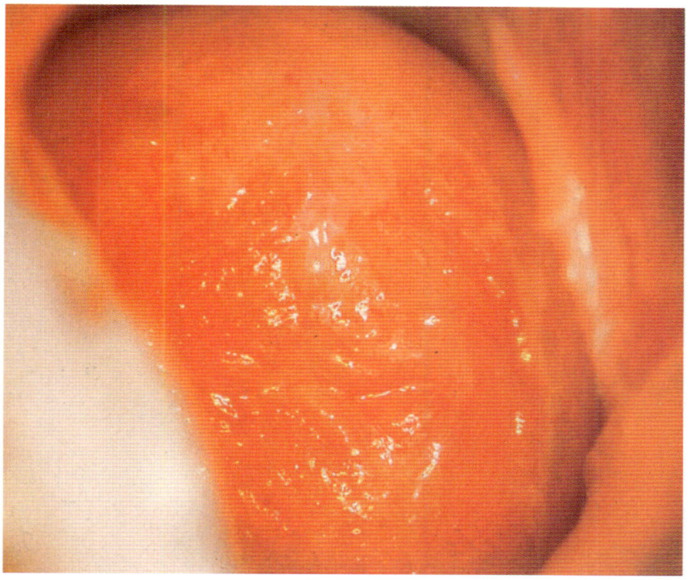

图6–25

宫颈炎症。

5．萎缩

宫颈萎缩常因低雌激素水平所致（图6–26）。

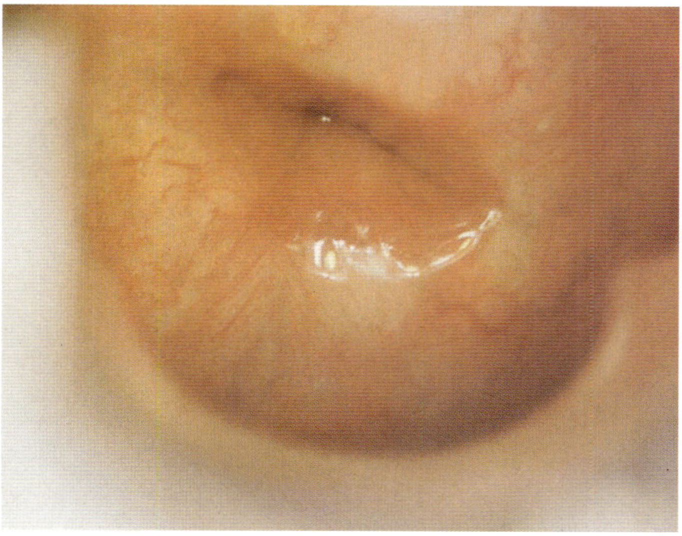

图6–26

宫颈萎缩，上皮变薄，血管裸露。

6．类蜕膜样改变

宫颈类蜕膜样改变即妊娠期改变（图6–27）。

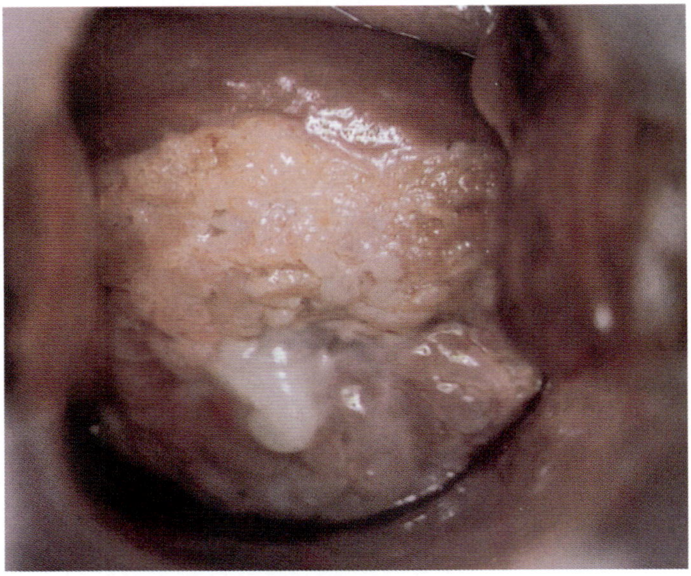

图6–27

妊娠期宫颈，呈类蜕膜样改变。

7．息肉

宫颈息肉指宫颈局部组织增生（图6–28）。

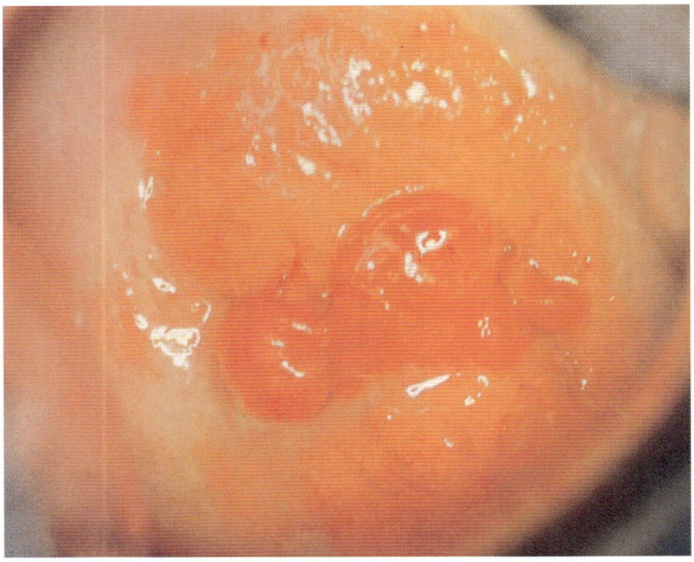

图6–28

宫颈息肉。

二、RCI评分标准

RCI评分标准是1985年由Reid和Scalzi提出的。该标准试图用量化的办法对异常转化区进行评价，希望能较客观对宫颈病变程度加以区分。但用计分的方法仍然具有一定的主观性，且使用起来比较繁琐，仅供参考。根据以下图像特征分别评分。评分标准为0分、1分、2分，详见表6–1。

表6–1　RCI评分标准

项目	特征及评分
醋白区颜色	轻度醋白；雪白，亮白，模糊醋白；透明醋白；醋白超出转化区（0） 灰白伴发亮的表面（1） 隐暗，牡蛎白色；灰色（2）
醋白病变边界和表面轮廓	边界羽毛状；成角状、锯齿状病变；扁平状病变边界模糊；微小湿疣或微小乳头状表面（0） 病变规则光滑、规整的轮廓（1） 卷曲、剥脱的边缘；有内部界线（中间有高度病变而周围有低度改变）（2）
血管	细小均一的血管；构形差的和（或）细小镶嵌；血管超出转化区边缘；表面微小湿疣或微小乳头状病变内有细小血管（0） 无血管（1） 明确粗大的点状血管或粗大镶嵌（2）
碘试验	阳性吸碘呈棕褐色；阴性吸碘病变在以上三个标准范畴，评分≤3分 部分吸碘在以上三个标准范畴，评分≥4分 斑驳、斑点状的阴性吸碘在以上三个标准范畴，评分≥4分

注：评分为0～2分=CINⅠ；评分为3～4分=病变重叠，即CINⅠ～CINⅡ；评分为5～8分=CINⅡ～CINⅢ。

三、腺体开口的分型

关于宫颈腺体开口的分型种类较多，繁杂不一，根据我们多年的临床实践将开口分为三种类型，尺度比较容易掌握。不同型别的开口与其周边组织或病变性质是一致的。现将分型标准介绍如下。

Ⅰ型：正常腺体开口，开口为圆形，周界清晰，镜下呈黑色小孔状，有时可见到透明的黏液，周围为正常黏膜，涂3%醋酸后无明显变化（图6–29）。

Ⅱ型：涂3%醋酸后开口周围出现一环形白色上皮，较薄、规则但不隆起。醋酸白上皮出现慢，消失快。常见于炎症化生或低度鳞状上皮内病变（LSIL）（图6–30）。

Ⅲ型：开口周围为厚实的白色上皮，有时开口被完全封闭。涂3%醋酸后迅速变白且消失较慢，常见于高度鳞状上皮内病变（HSIL）（图6–31）。

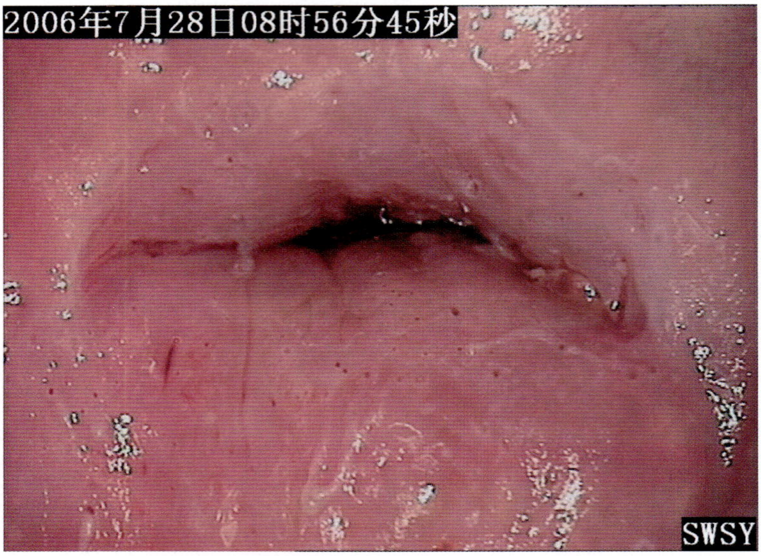

图6—29
Ⅰ型腺体开口：正常腺体开口，开口为圆形，周界清晰，镜下呈黑色小孔状，有时可见到透明的黏液，周围为正常黏膜，涂3%醋酸后无明显变化。

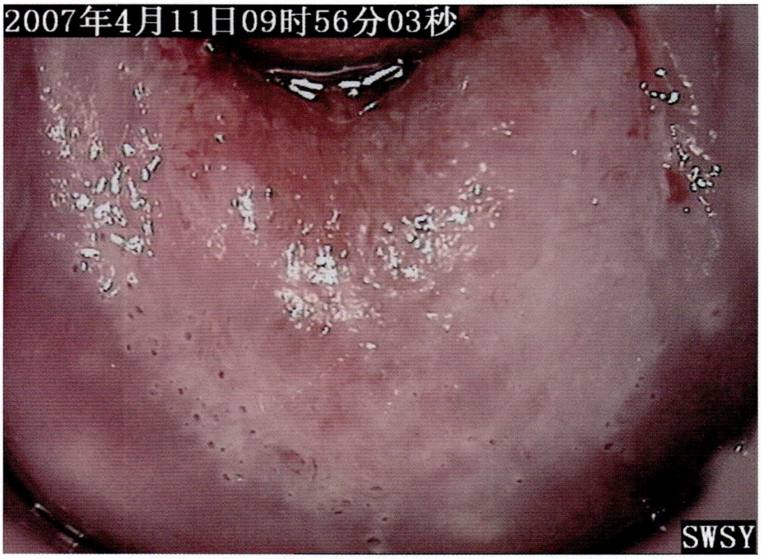

图6—30
Ⅱ型腺体开口：涂3%醋酸后开口周围出现一环形白色上皮，较薄、规则但不隆起。醋酸白上皮出现慢，消失快。常见于炎症化生或低度鳞状上皮内病变(LSIL)。

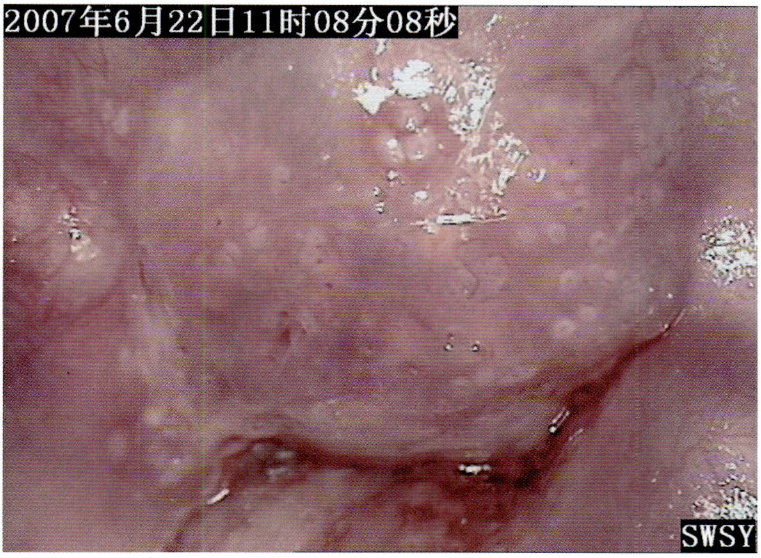

图6—31

Ⅲ型腺体开口：开口周围为厚实的白色上皮，有时开口被完全封闭。醋酸白上皮出现快、消失较慢，常见于高度鳞状上皮内病变(HSIL)。

以上分型法使用方便，容易分辨，可作为区分不同性质病变的一个指标，仅供同道参考。

附：图谱

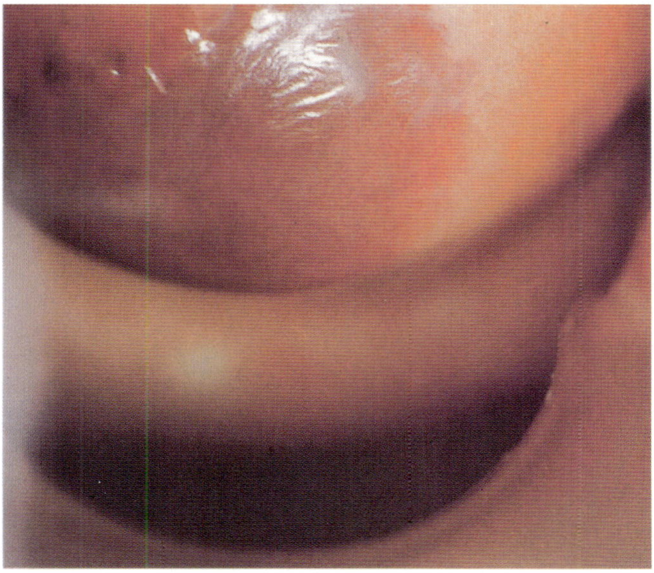

附图6—1

宫颈毛细血管瘤。

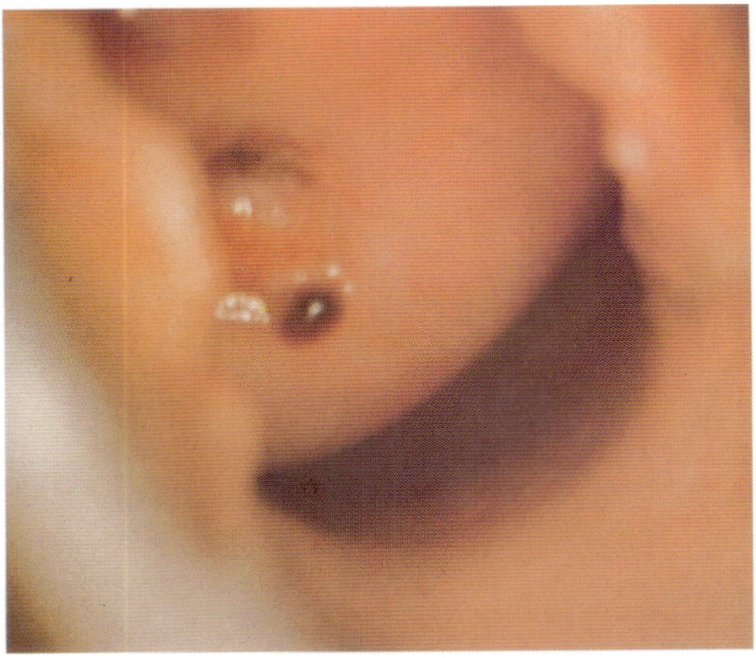

附图6–2

宫颈血管瘤。

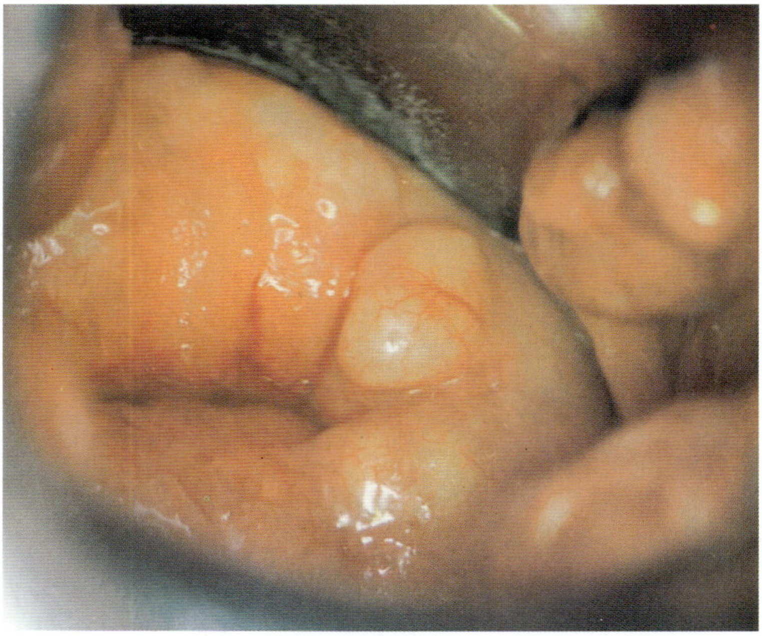

附图6–3

宫颈纳氏囊肿。

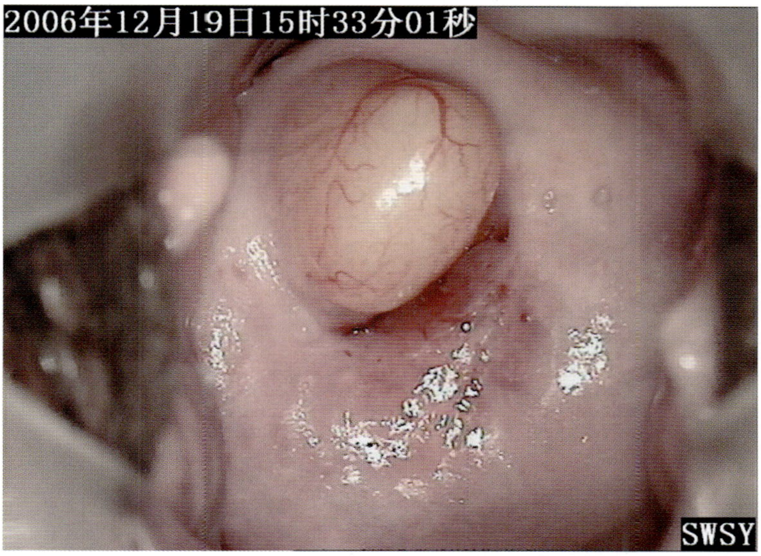

附图6-4

宫颈纳氏囊肿。

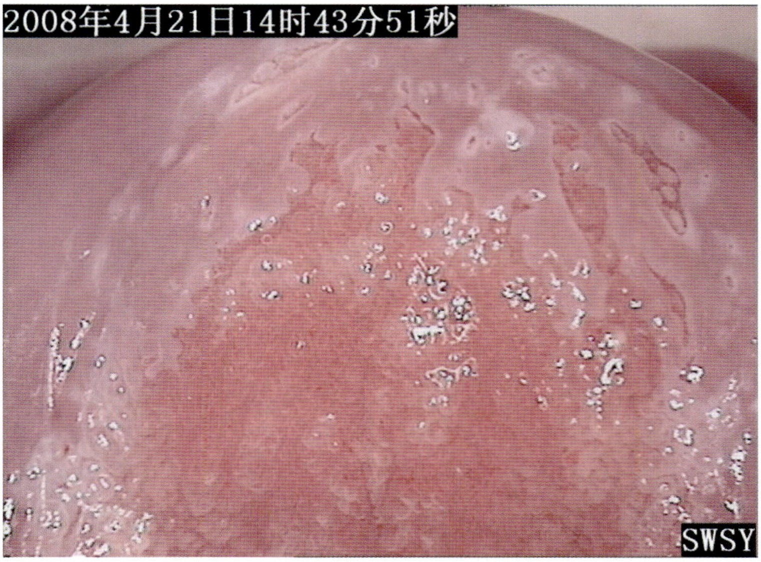

附图6-5

慢性宫颈炎，柱状上皮岛。

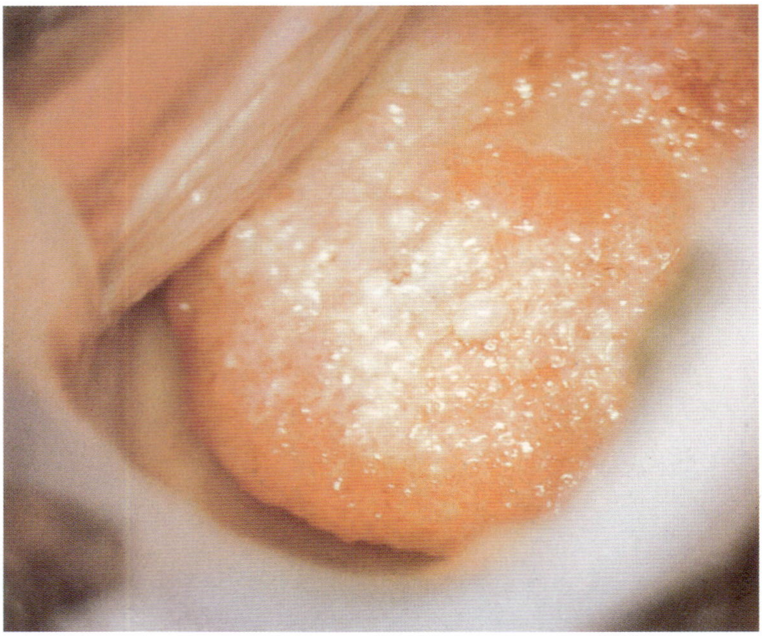

附图6–6
慢性宫颈炎，涂3%醋酸后柱状上皮呈“葡萄串”样改变。

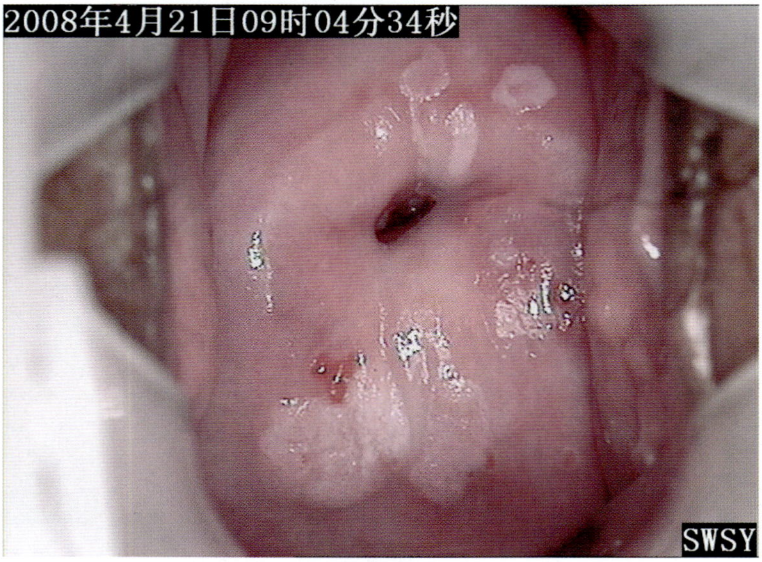

附图6–7
宫颈尖锐湿疣，呈白色突起，表面为点状血管。

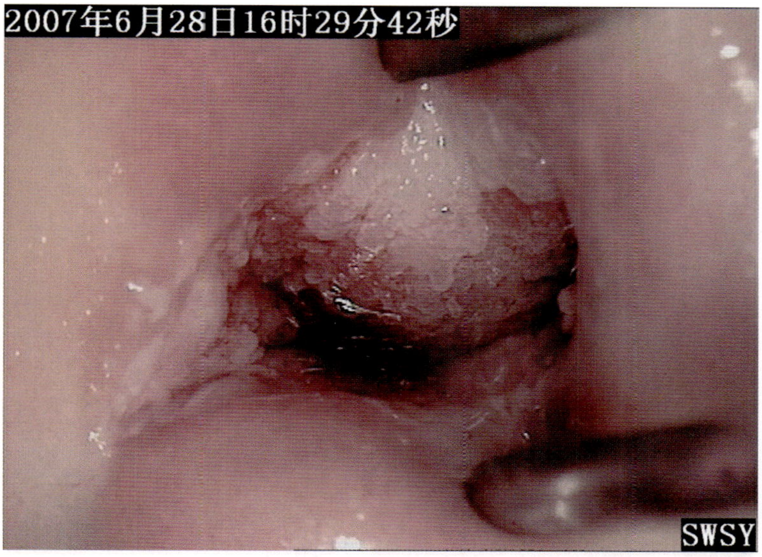

附图6−8

宫颈尖锐湿疣，雪塑状，质脆。

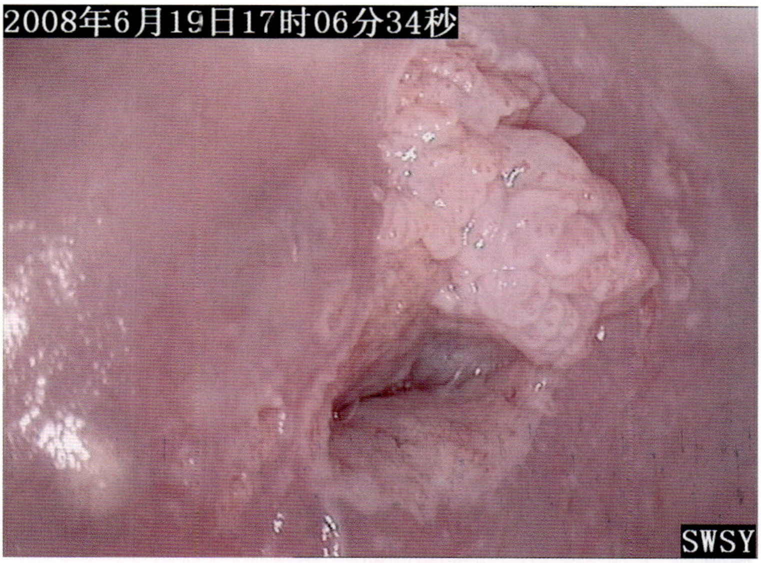

附图6−9

宫颈尖锐湿疣。

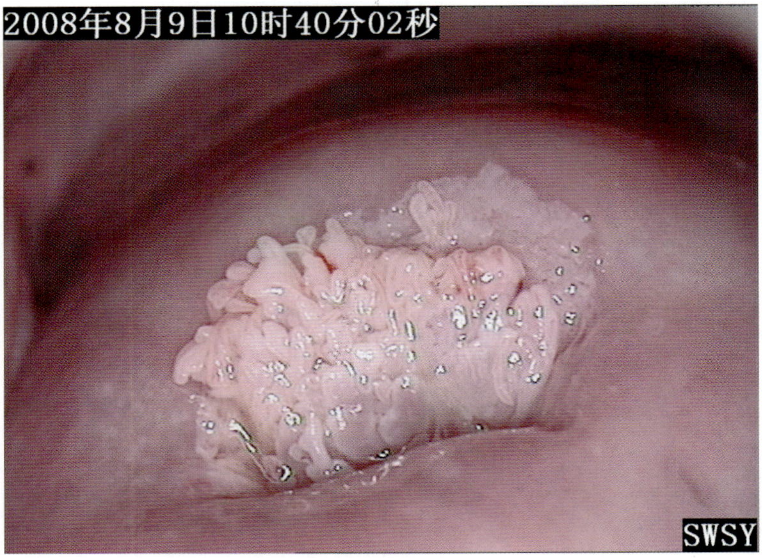

附图6-10
宫颈尖锐湿疣，呈分支状，乳头内可见血管。

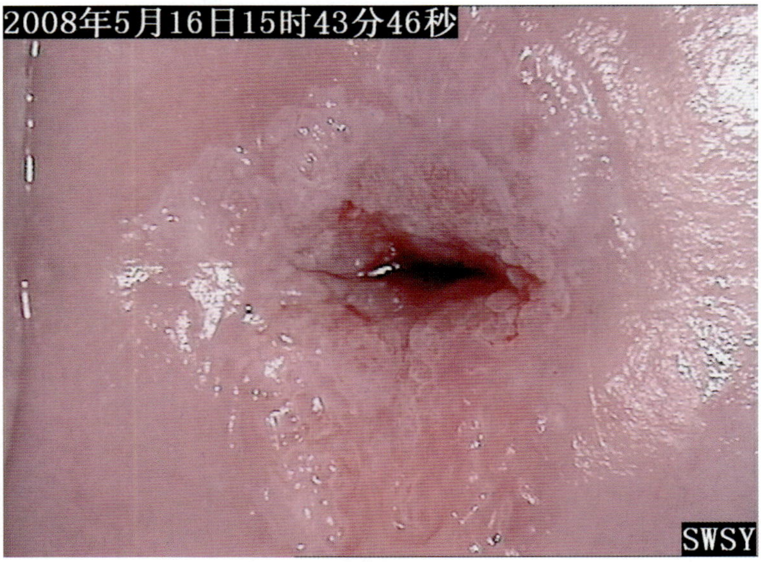

附图6-11
LSIL，扁平醋白上皮。

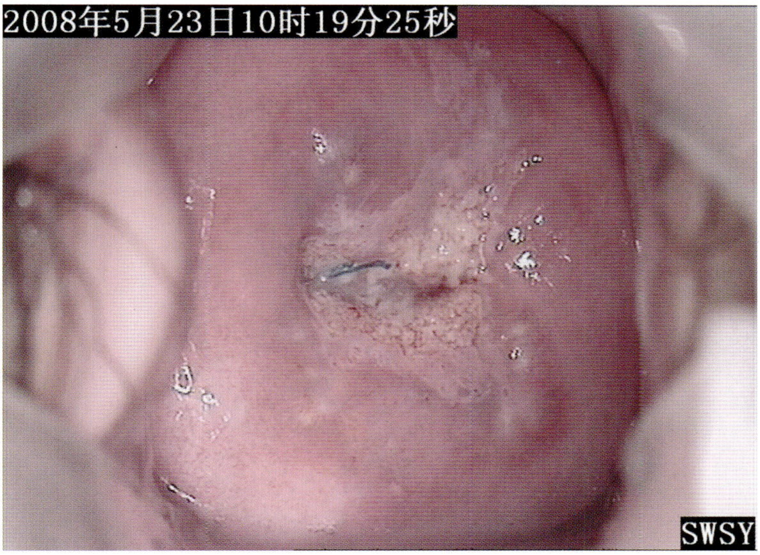

附图6–12

LSIL，扁平醋白上皮。

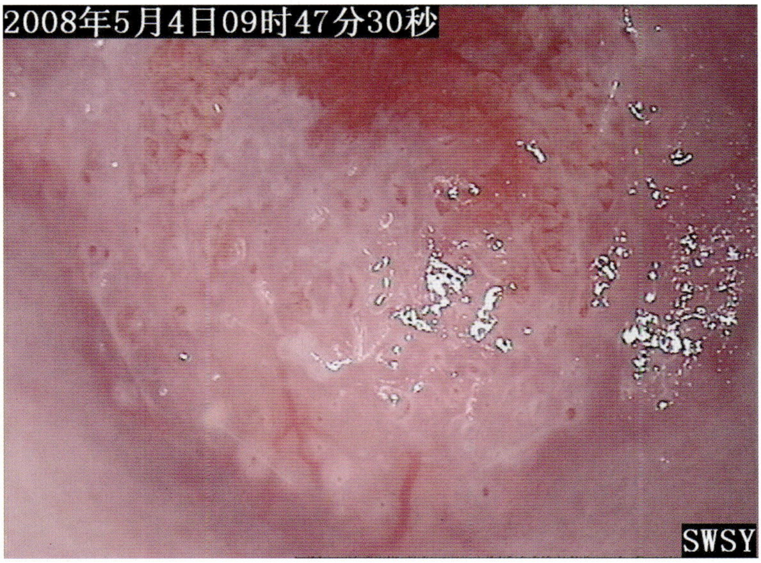

附图6–13

LSIL，扁平醋白上皮，可见多个Ⅱ、Ⅲ型腺体开口。

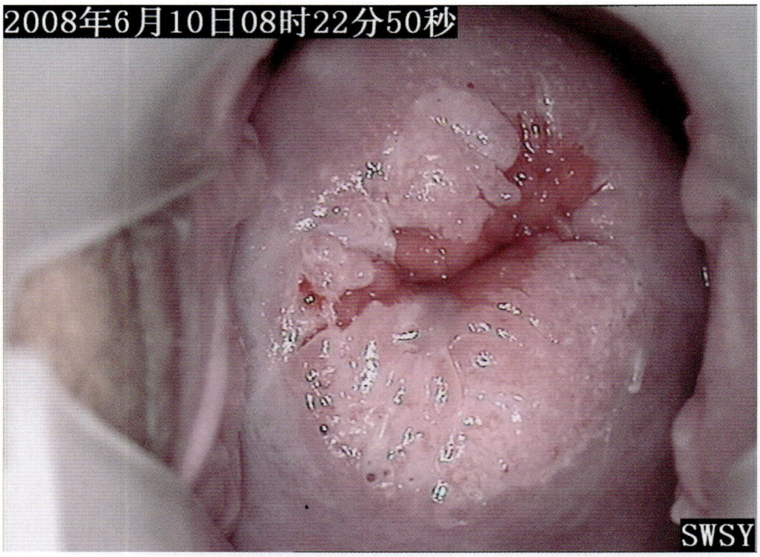

附图6-14

HSIL，致密醋白上皮，镶嵌，粗点状血管。

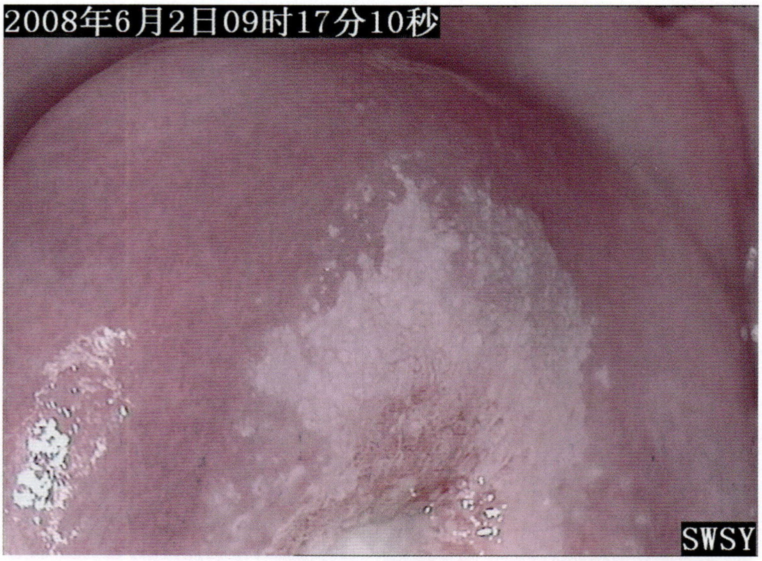

附图6-15

HSIL，致密醋白上皮。

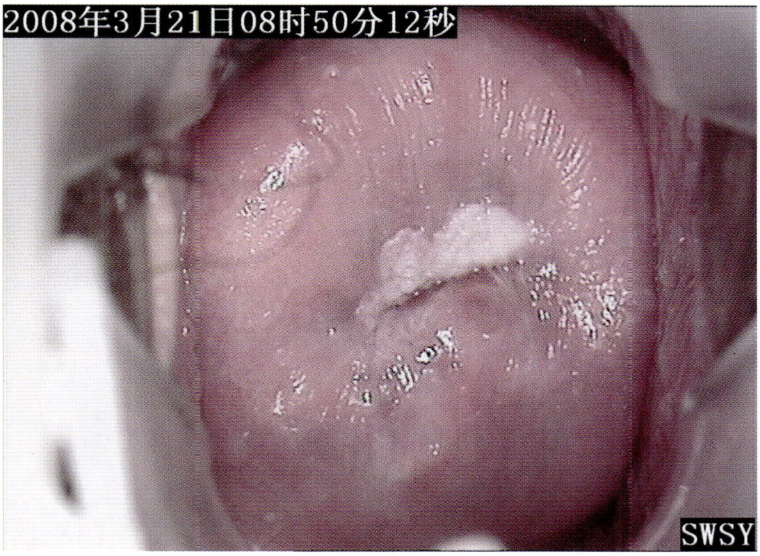

附图6–16

HSIL，致密醋白上皮。

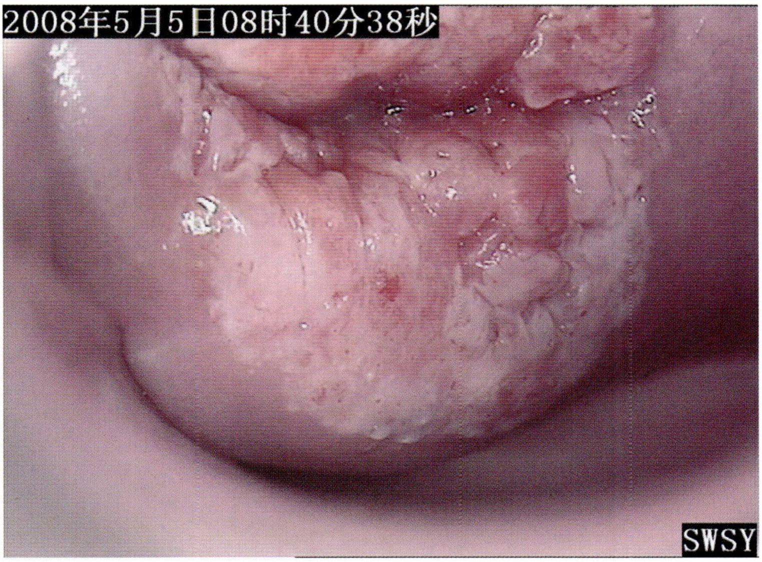

附图6–17

HSIL，致密醋白上皮。

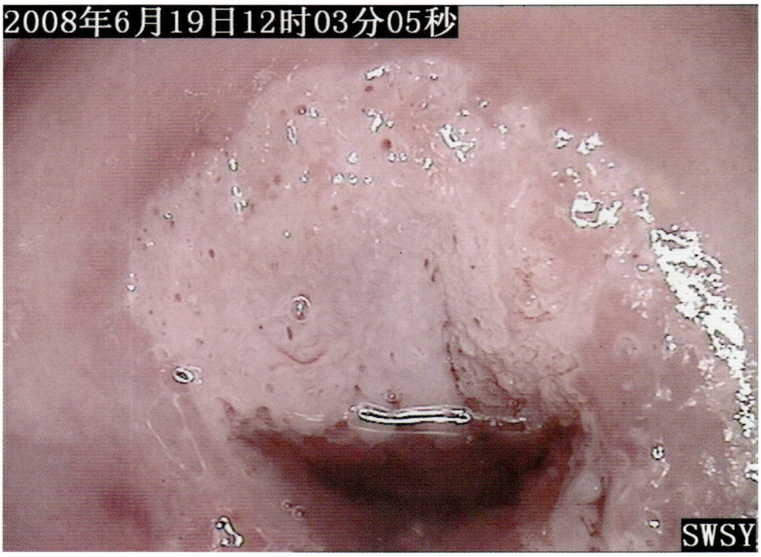

附图6-18

HSIL，致密醋白上皮，多个腺体开口。

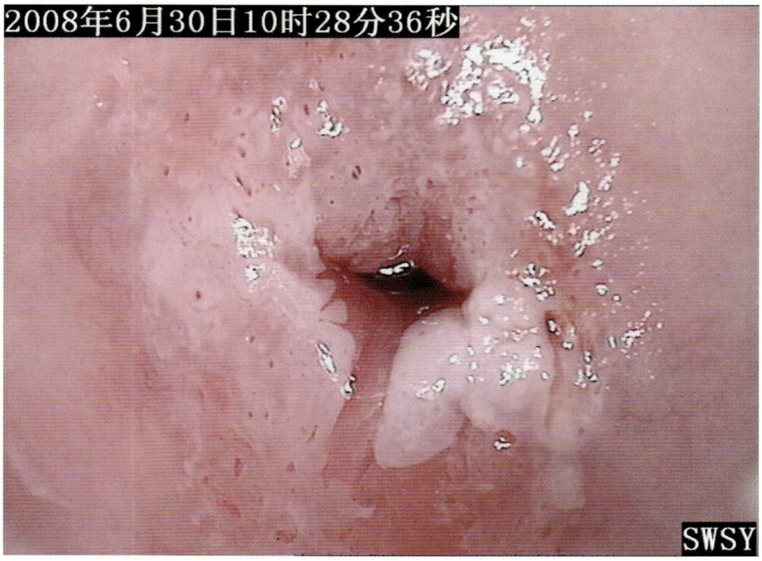

附图6-19

HSIL，致密醋白上皮。

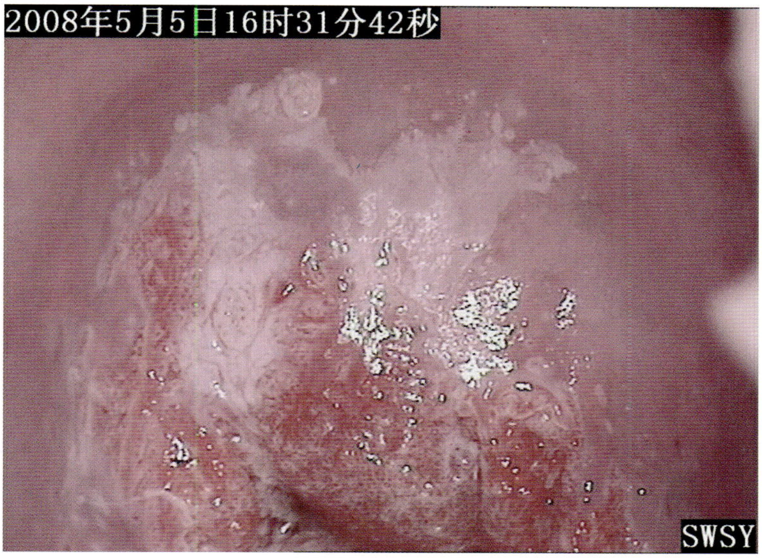

附图6-20
HSIL，致密醋白上皮，表面有点状血管。

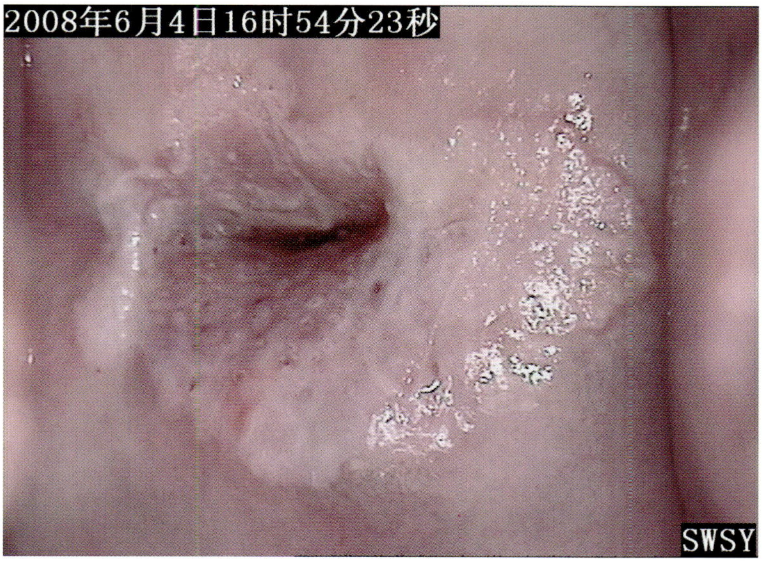

附图6-21
HSIL，致密醋白上皮。

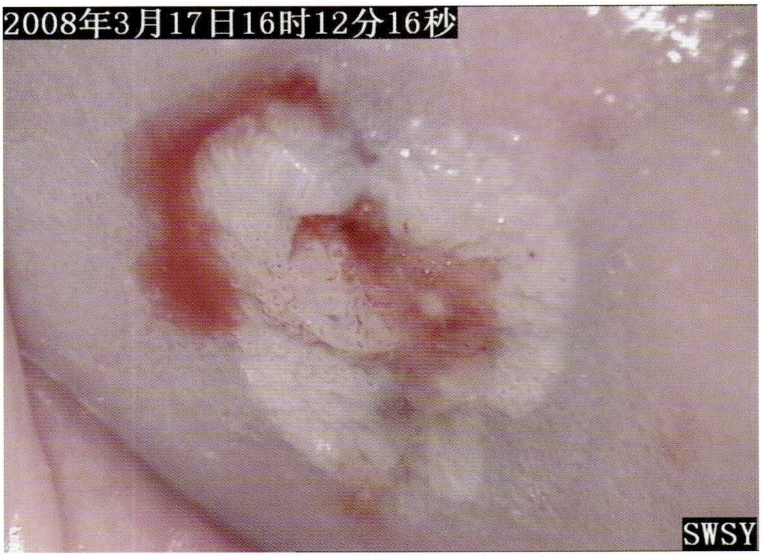

附图6-22
HSIL，致密醋白上皮。

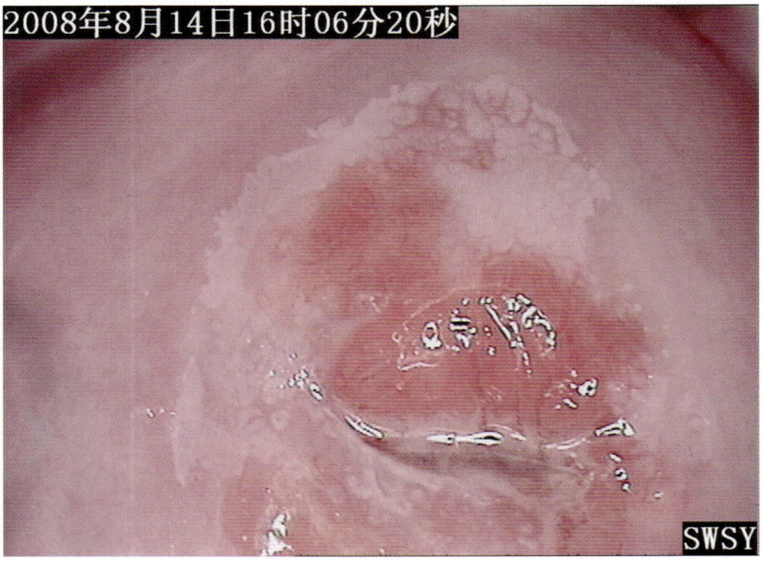

附图6-23
HSIL，致密醋白上皮。

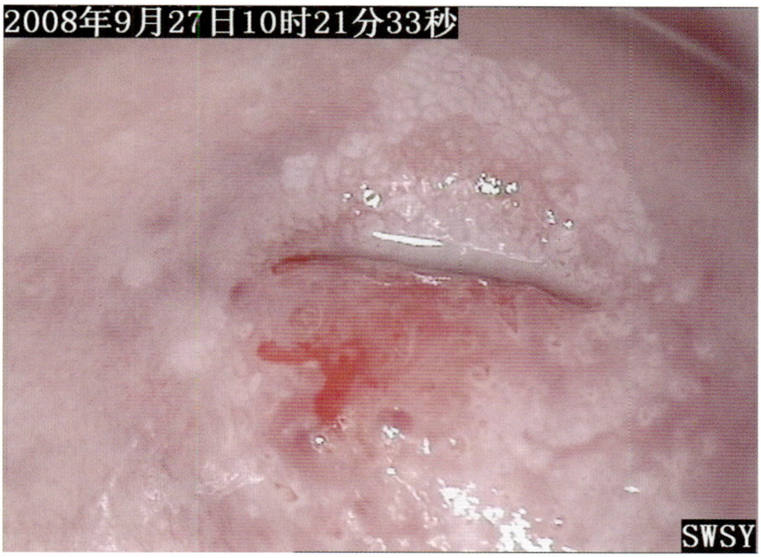

附图6-24

HSIL，致密醋白上皮，粗镶嵌。

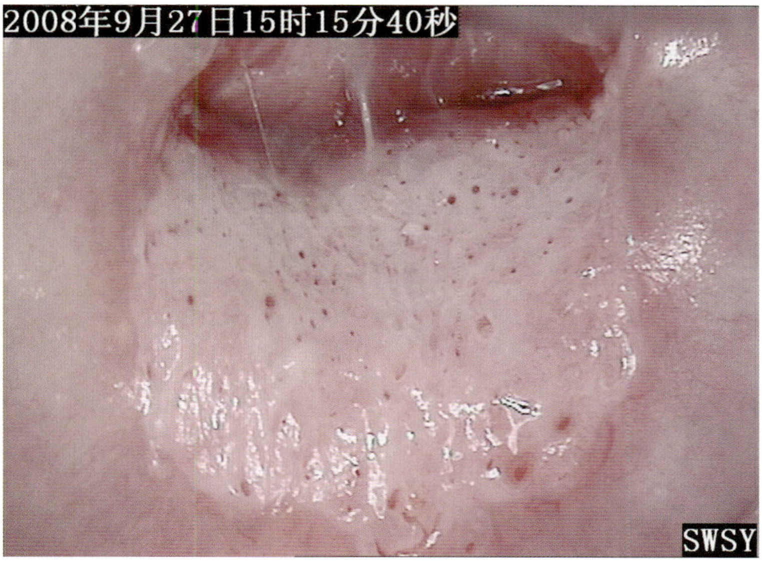

附图6-25

HSIL，致密醋白上皮。

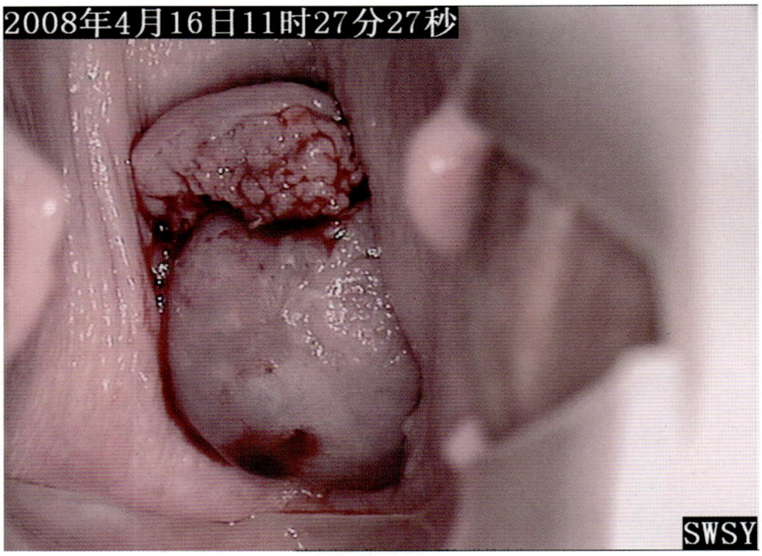

附图6–26

宫颈癌。

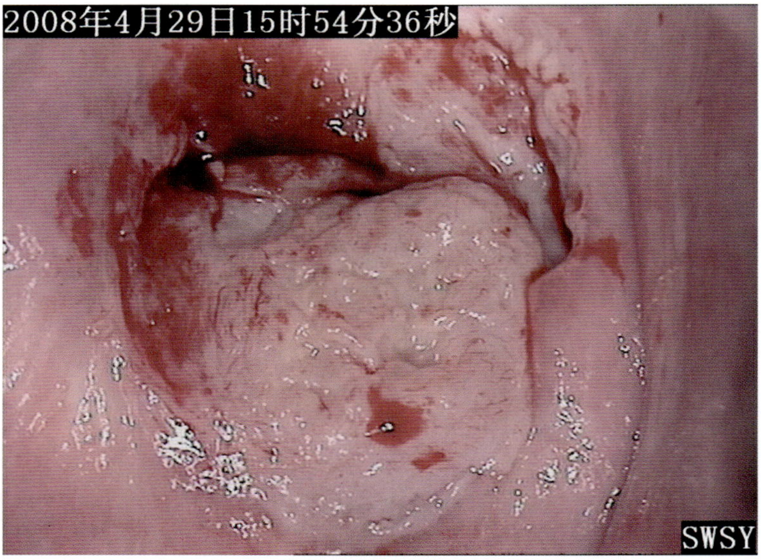

附图6–27

宫颈癌。

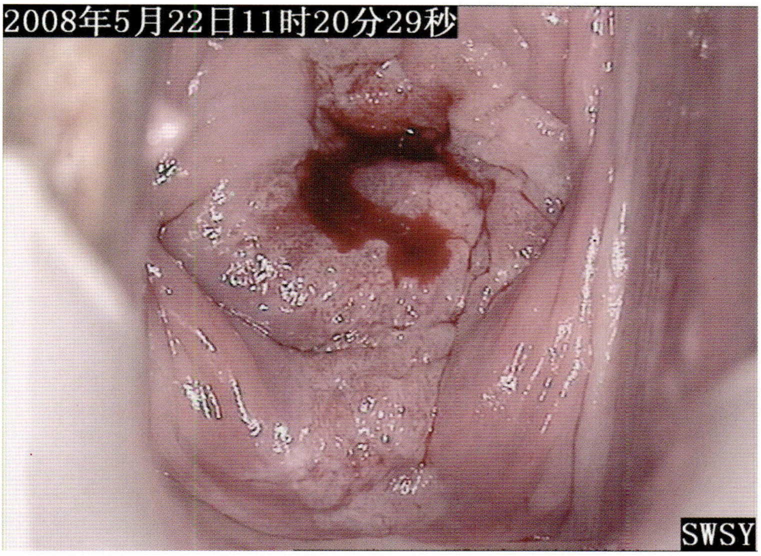

附图6–28

宫颈癌。

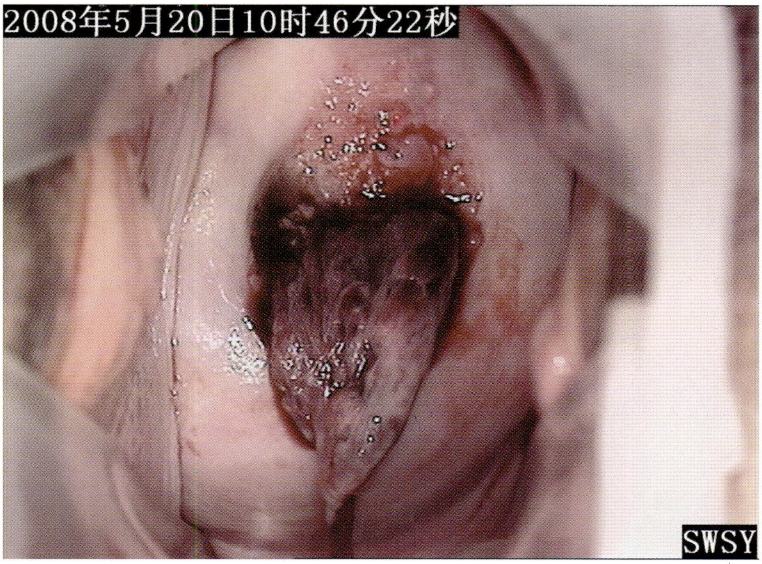

附图6–29

宫颈癌，空洞型。

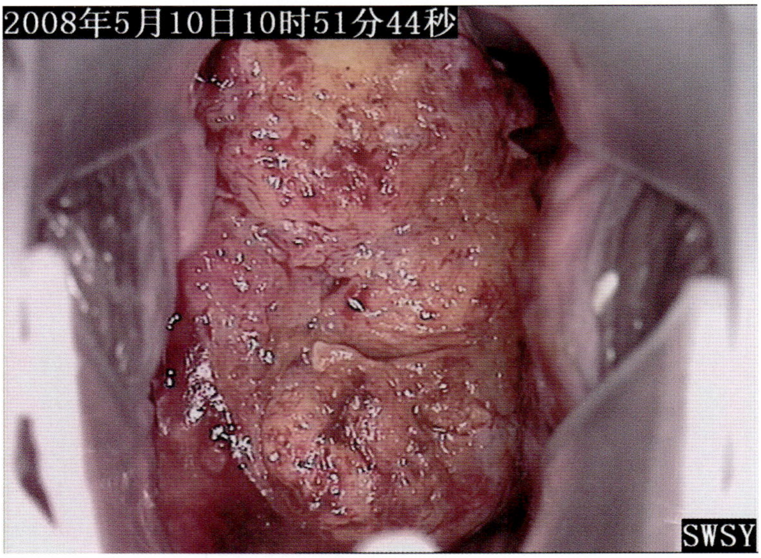

附图6-30

宫颈癌，菜花形。

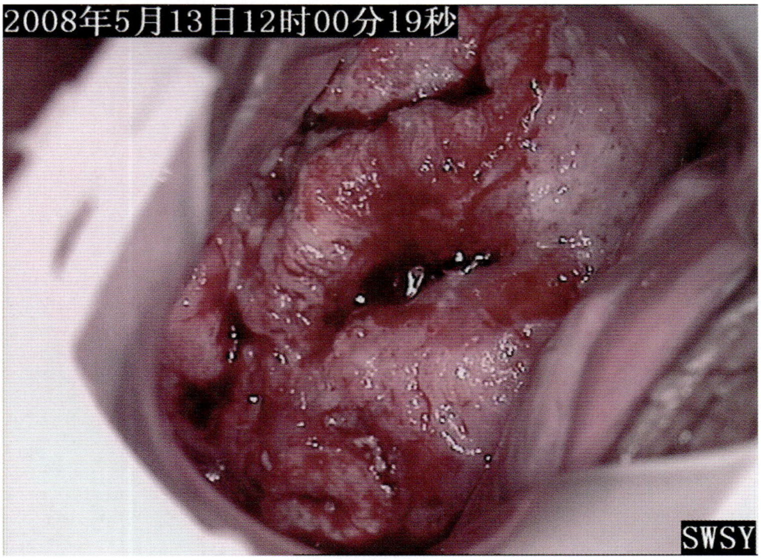

附图6-31

宫颈癌。

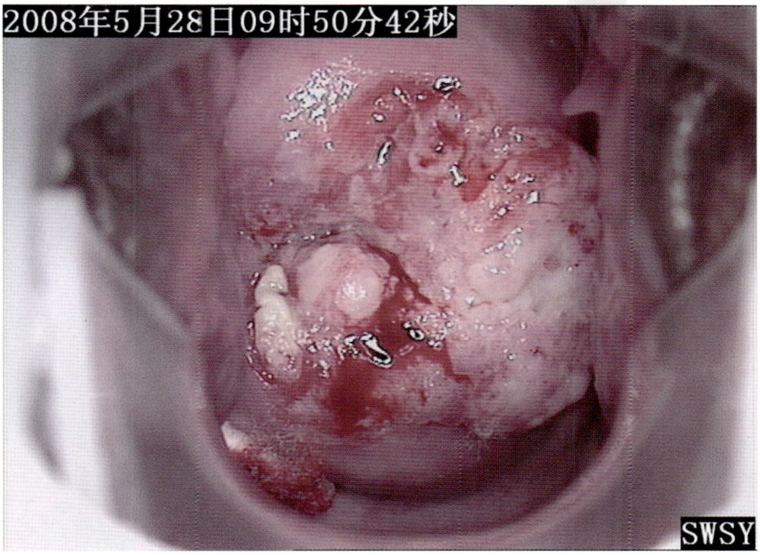

附图6—32

宫颈癌。

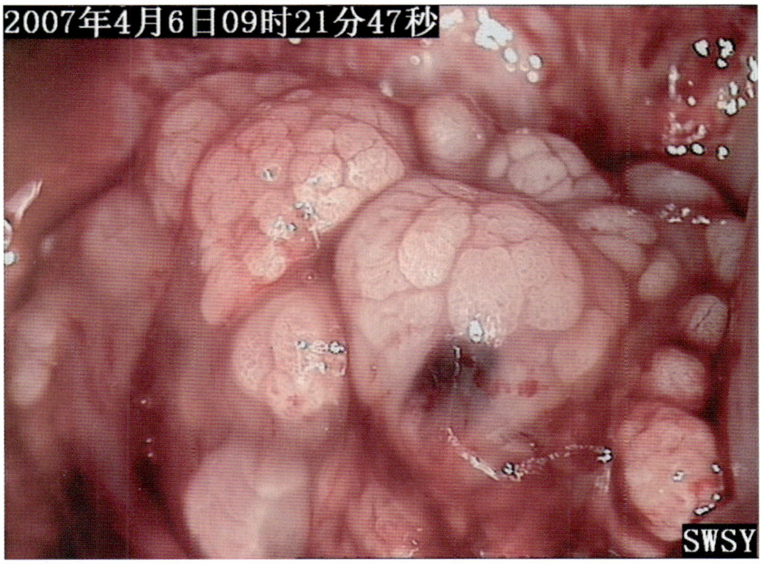

附图6—33

宫颈腺癌。

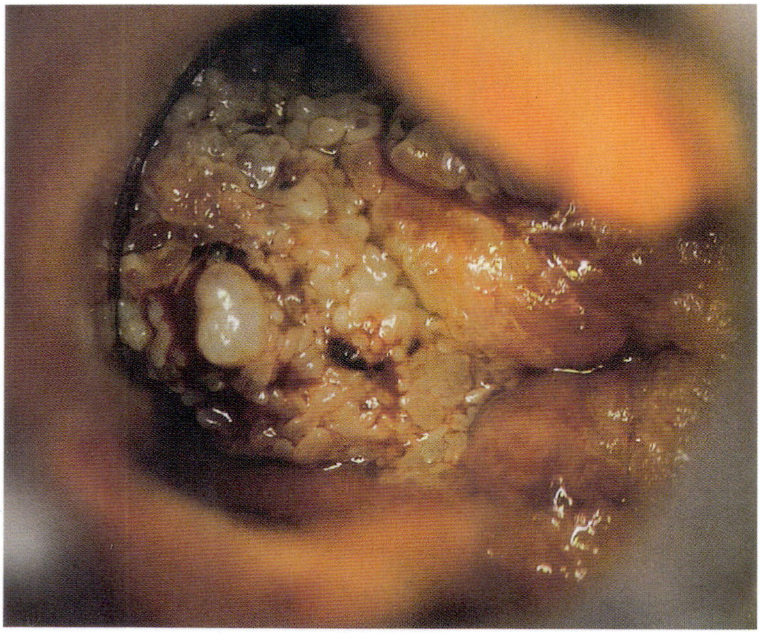

附图6–34

宫颈癌。

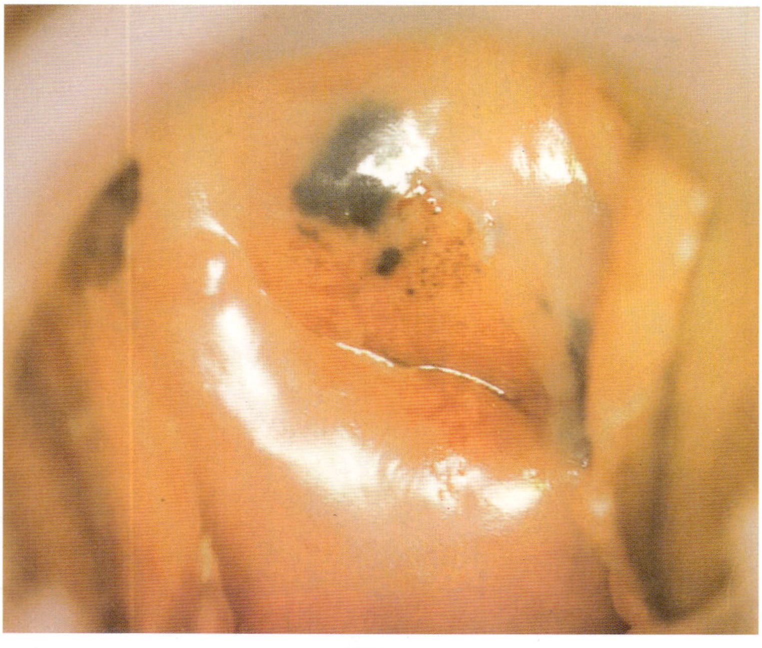

附图6–35

宫颈恶性黑色素瘤。

第七章
宫颈病变的组织病理诊断

第一节　子宫颈组织学

一、鳞状上皮

宫颈阴道部由复层扁平鳞状上皮覆盖，鳞状上皮自基底膜至表面共分为五层。

第一层为基底层，是紧靠宫颈基底膜最下面的一层，细胞较小，细胞浆较少，细胞核相对较大，染色较深。

第二层为基底旁细胞层，由2～3层细胞组成，细胞之间可见有细胞间桥，细胞浆较基底细胞多，细胞核较小。

第三层为中间细胞层，又称浅棘细胞层。该层大约有五层细胞，细胞开始变扁，并出现明显的细胞间桥，细胞浆进一步增多，细胞核变小。

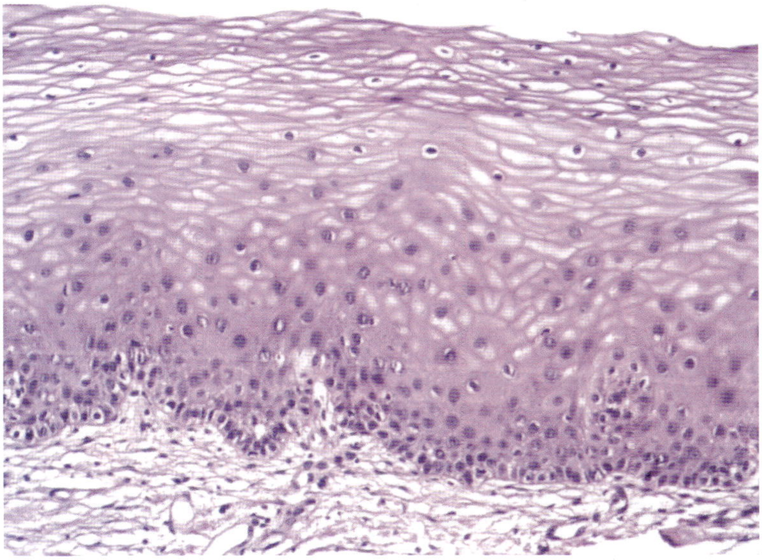

图7—1

正常宫颈鳞状上皮。×100

第四层为致密层或者上皮内层，细胞呈多边形，细胞开始变扁，并出现明显的细胞间桥，细胞核相对较小。

第五层为浅表层，是最上面的也是分化最成熟的细胞，该层细胞呈扁平形，酷似鱼鳞状，细胞浆丰富，细胞核较小，深染，固缩，胞浆红染，代表其有角化，尤其是雌激素水平高时，嗜伊红染色细胞会增多。在月经周期中，孕激素可促使表层细胞脱落。在实际工作中，病理科医生往往会把鳞状上皮分为上、中、下三层（图7–1）。

二、柱状上皮

柱状上皮覆盖于宫颈管，呈高柱状，单层排列，其基底部固定于基底膜上，柱状上皮的细胞核呈圆形或卵圆形，位于细胞的下1/3处，在孕激素水平增高时，分泌旺盛，细胞核可位于细胞的中部或者基底部。细胞分为两种，无纤毛的分泌细胞和纤毛细胞。分泌细胞顶部呈圆顶状突起并覆盖有微绒毛。分泌旺盛时细胞浆PAS染色阳性。纤毛细胞的表面有动纤毛，它们有节奏性地向宫颈管和阴道摆动，动纤毛细胞的功能可能与清除大分子物质有关。柱状上皮向外和鳞状上皮相连。连接处称为移行带（转化带），上皮下的间质中有分支状的腺体，与表面的柱状上皮通过腺管相连。腺体在宫颈管的深度一般不超过5 mm，表面为柱状上皮，由于鳞状上皮化生等其他因素常可将腺管出口堵塞，使之形成盲管状。分泌物受阻形成囊肿，此即临床上称为的纳氏囊肿。柱状上皮在增生时（平时看不到），其下与基底膜之间可以出现1～2层立方形细胞，大小较一致、核大、胞浆少、可分化为柱状上皮细胞、鳞状上皮细胞的储备细胞（图7–2）。

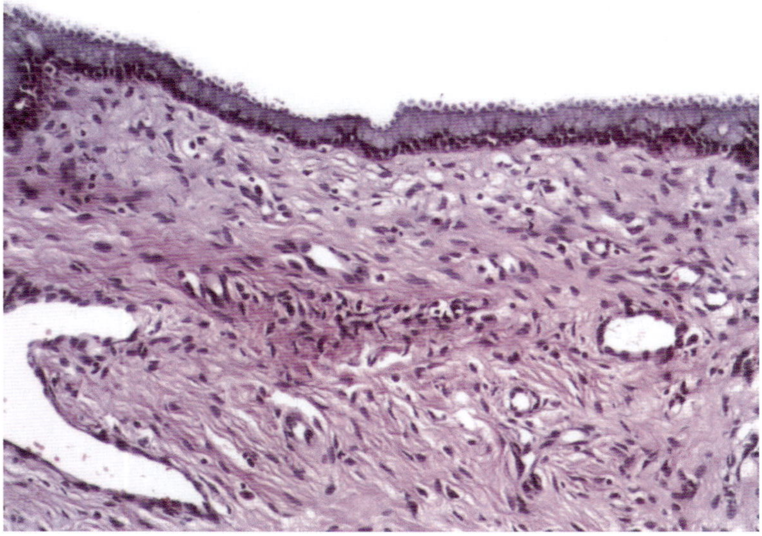

图7–2

正常宫颈柱状上皮。×100

第二节　宫颈炎症性改变的组织病理诊断

一、慢性宫颈炎

慢性宫颈炎多由急性宫颈炎演变而来，是妇科最常见的疾病。常见的病因为细菌、病毒感染及分娩流产、性交等机械损伤。宫颈管有许多纵行的皱襞，是细菌繁衍的场所，一般药物治疗很难清除，炎症不易彻底治愈，故急性炎症可转化为慢性炎症。此外与宫颈防御功能相关因素如上皮的完整性、增生修复功能及黏液分泌情况等也有密切关系。另外，激素水平及局部血流循环障碍等因素也影响炎症消退。慢性宫颈炎肉眼可见局部黏膜充血、水肿、糜烂、溃疡以及分泌增多等变化。组织学上呈慢性炎症改变，黏膜及周围呈不同程度的充血、水肿，固有膜结缔组织增生，并可见有较多的淋巴细胞浸润、宫颈上皮细胞变性坏死、上皮细胞的修复增生及上皮化生等变化，根据临床的病理特点，将其分为以下几个种类型。

（一）宫颈糜烂

糜烂是指浅表的上皮组织剥落，在慢性宫颈炎的过程中，覆盖在宫颈表面的鳞状上皮组织坏死脱落，形成浅表的表皮缺损称为真性糜烂，较少见。临床上常见的宫颈糜烂实际上是宫颈管黏膜的柱状上皮向下增生扩展取代了宫颈原有的鳞状上皮缺损区域，形成腺体间质充血、水肿，并有炎性细胞浸润。由于柱状上皮较薄，检查时见宫颈管外口周围的病变黏膜呈边界清楚的红色糜烂样区，好像没有上皮覆盖一样，遂称为宫颈糜烂，实际上这是一种假性糜烂。

病理变化：宫颈糜烂面仅被单层柱状上皮覆盖，而没有腺体增生，称为单纯性糜烂。病程较长者糜烂面呈颗粒状，显微镜下见柱状上皮及腺体增生，并有间质增生及淋巴细胞浸润，形成多个乳头状突起，称为乳头状糜烂。随着炎症的消退，病变黏膜又被鳞状上皮重新取代，鳞状上皮不仅能取代表面的柱状上皮，而且还可以沿基底膜向糜烂面皮下伸入，使腺体逐渐被充塞，往往仅残留腺体中央一小部分，这种现象称为鳞状上皮化生（图7-3）。

（二）宫颈息肉

宫颈息肉是由于宫颈黏膜及间质呈局限增生形成的息肉状物，多于宫颈管黏膜发生，多见于40～60岁的经产妇，通常无临床症状。息肉一般为良性，仅有极少数病例可由于息肉上皮的过度增生，以及异型增生而癌变为表皮样癌或腺癌。

病理变化：宫颈息肉常单发，亦可多发，直径多在1 cm以下，少数可达数厘米。息肉有蒂，呈红色，显微镜下，宫颈息肉表面多为腺上皮覆盖，上皮下为大量的腺体，腺上皮与宫颈黏膜结构相似，间质为疏松的结缔组织。

息肉通常伴有充血、水肿及炎细胞浸润，息肉的顶端可形成溃疡，有时可伴有鳞状上皮化生，发生在宫颈阴道部的息肉则表面覆盖鳞状上皮（图7-4）。

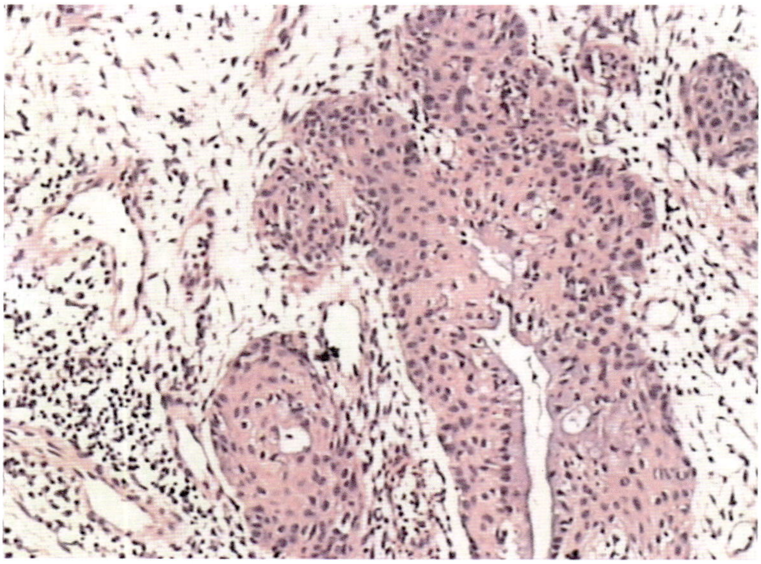

图7-3

慢性宫颈炎，鳞状上皮化生。×100

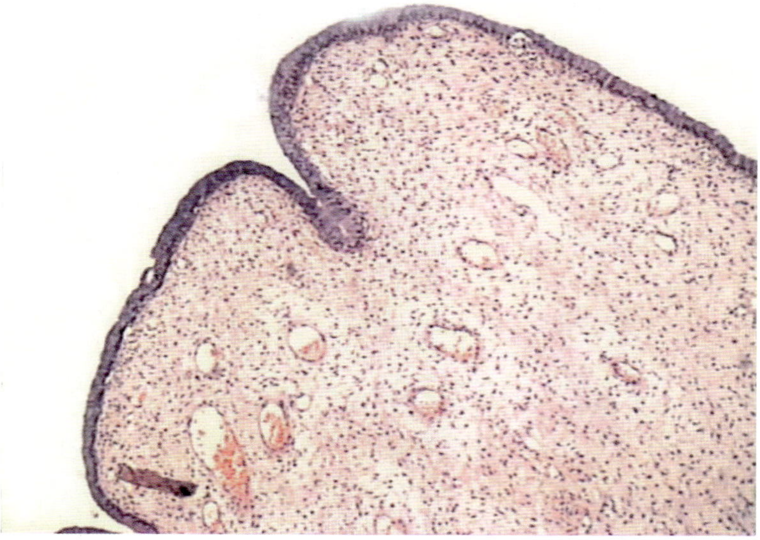

图7-4

宫颈息肉。×40

二、 HPV感染引起的宫颈特异性炎症

HPV目前已经分离出超过100个亚型。其特异性诊断依靠免疫组化、原位杂

交或印迹原位杂交等分子病毒学分析。现在认为后者为诊断HPV的金标准。在HPV的各种类型中，最常见的为HPV6和HPV11，而HPV16则少见。

宫颈HPV感染通常通过性传播，少数也可通过其他途径传播，易于累及化生的鳞状上皮。因人类的外生殖器官特别是女性的外生殖道环境适合其生存，致使HPV可长期潜伏，或者HPV-DNA被整合到宿主细胞内，不断复制而不易被机体清除。

在有HPV感染的宫颈活检病例中可同时并存上皮内瘤变（CIN）；宫颈重度非典型增生（CINⅢ）的DNA非整倍体，在大多数CIN和宫颈浸润癌及其邻近的正常鳞状上皮内可检出HPV16基因，说明HPV16感染和CIN及宫颈癌有密切的关系，在另一项研究中发现，HPV6和HPV11与宫颈低级的上皮内瘤变有关，而HPV16和HPV18与高级别上皮内瘤变及宫颈浸润癌有关，HPV的分型与预后和疗效的关系是一个值得研究的课题。

宫颈HPV感染的形态学特征：主要特征为鳞状上皮内出现凹空细胞，凹空细胞见于成熟鳞状上皮的表层和中层，其细胞核周围可见明显的空化现象，周围的细胞浆染色不一致，细胞核大，染色质可出现条索状，可出现双核及多核。

三、宫颈尖锐湿疣

宫颈尖锐湿疣绝大部分是由HPV6、HPV11感染引起，多发于年轻妇女。肉眼观病灶呈毛刺状、地毯状、菜花状、乳头状等，常可多发。显微镜下见诊断性凹空细胞，核大深染，可有多核或双核。鳞状上皮呈乳头状增生，乳头有融合现象，基底细胞增生，层次增厚，上皮脚延伸、钝圆，间质内有不同程度的炎细胞浸润，鳞状上皮常伴有轻度至重度不典型增生（图7-5）。

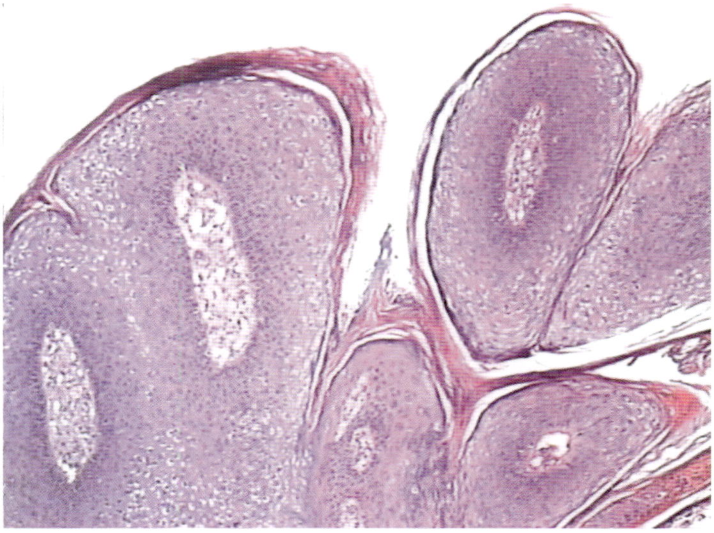

图7-5

宫颈尖锐湿疣。×40

第三节　宫颈上皮内瘤变的组织病理诊断

一、CIN的定义

过去病理诊断宫颈鳞状上皮的癌前病变，引用的标准是异型增生—原位癌系统。异型增生也称为非典型增生或不典型增生。1975年世界卫生组织（WHO）根据异型增生细胞不同厚度，将异型增生分为三度，若异型细胞位于上皮上1/3以上不到全层为重度异型增生，达到全层为原位癌。但在实际工作中，每一例异型增生的细胞厚度不会像理论上描述的那么清晰。有很多人为因素及标准中的主观性描述（特别是在原位癌中允许上皮内有部分分化细胞和成熟细胞），造成不同的病理医师对同一病例做出不同的诊断，甚至出现同一位病理医师在不同时间会对同一例病理切片做出不同的病理诊断。这种临床现象，特别是在原位癌和重度不典型增生的诊断方面，表现得比较明显，给临床医师处理患者带来困难，也给患者和患者家属带来不必要的思想压力。1967年Riehart提出“宫颈上皮内肿瘤”(即CIN)，国内将其译为宫颈上皮内瘤变，现已被大多数病理学家接受。CIN分为三个级别，CINⅠ、CINⅡ、CINⅢ。CINⅠ、CINⅡ基本上和轻度、中度不典型增生相同，CINⅢ将重度不典型增生和原位癌都包括在内，不再进行区分。这样就可以用同一个疾病过程概括这类上皮内病变，并将其理解为同一疾病的不同发展阶段，符合肿瘤发生、发展的生物过程。由于上皮内瘤变本身就是一个疾病的连续过程，各级别之间没有一个清晰的界限，所以会造成不同病理医师诊断的不一致性。但到目前为止，还没有比CIN分法更客观的标准，因此现在病理医师应用的都是上皮内瘤变的分级系统。

二、 CIN的发展过程

宫颈上皮瘤变（CIN）是宫颈癌的癌前病变，目前大多数病理学家对这种病变比较认可的观点是，低级别上皮内瘤变在各种致病因素的影响下逐步变为高级别的上皮内瘤变，直至宫颈浸润癌。在致病因素消失或减弱的情况下，高级别的上皮内瘤变可以转化为低级别的上皮内瘤变，低级别的上皮内瘤变可以好转甚至消失。当然，级别越低，减轻或消退的机会越大；级别越高，减轻或消退的机会越小。

三、CIN和宫颈癌的关系

越来越多的研究证明，绝大多数的浸润癌来源于CIN，如Peterson等和Kottmeier等分别进行的几十年追踪观察报道就很有说服力。Kottmeier对14例原位癌患者进行了连续10年的观察，其中有8人发展为浸润癌，比例为57%，后来他又报告了31例被随访的原位癌患者，12年中有22人发展为浸润癌，比例为71%。Peterson报告了127例宫颈上皮不典型增生（1955年）病例，其中34人最终发展为浸润癌，占26%。Mclmdoe等（1984年）对948例原位癌患者进行了追踪，这些患者大多数进行了宫颈锥切，经随访，其中131人细胞学仍有异常，10年中有18%的患者发展为浸润癌，而锥切后细胞学正常、最后发展为浸润癌的仅为1.5%，因此可以说，CIN患者宫颈锥切加细胞学追踪复查不失为一个较好的治疗方法。总之，从CIN发展为宫颈癌要经过一个从量变到质变的过程，在这个过程中如有一些促进癌变因素的参与则可能加速癌变的发生，而如果病变能够被及时发现并给于干预性治疗则病变过程是可逆的，因此对宫颈病变的早期筛查是非常必要的。关于CIN发展成原位癌所需的时间，各家报道差别很大。但总体上讲，轻度或中度不典型增生发展成原位癌需时较长，一般需数年，而重度不典型增生发展成原位癌需时较短，有报道仅一年右右。从原位癌发展为浸润癌所需时间，目前缺乏大样本的可信资料。

四、CIN的组织特征

1．上皮内瘤变的细胞学特征

宫颈上皮内瘤变首先是细胞的改变，因此了解瘤变细胞的特征是十分重要的。瘤变细胞的异型主要表现有：①细胞核的增大，细胞核与胞浆比例的改变，核浆比大于1：2；②细胞核深染，染色质粗糙；③细胞核大小不一致；④核分裂增多，可出现病理性核分裂象。以上四点是判断异型细胞的主要依据。细胞核越大、染色质越深、细胞核的大小越不一致、核分裂象越多，说明细胞的异型性越大。

2．各级别上皮内瘤变的组织学特征

（1）宫颈上皮内瘤变Ⅰ级（CINⅠ）：异型的宫颈上皮细胞局限在上皮全层的下1/3，但一直到表面都可出现轻微核异型细胞，而核分裂仅出现在上皮的下1/3层。现在有很多人主张，把上皮上1/3有明确的凹空细胞但下1/3无细胞核明显异型的也归于CINⅠ(图7–6)。

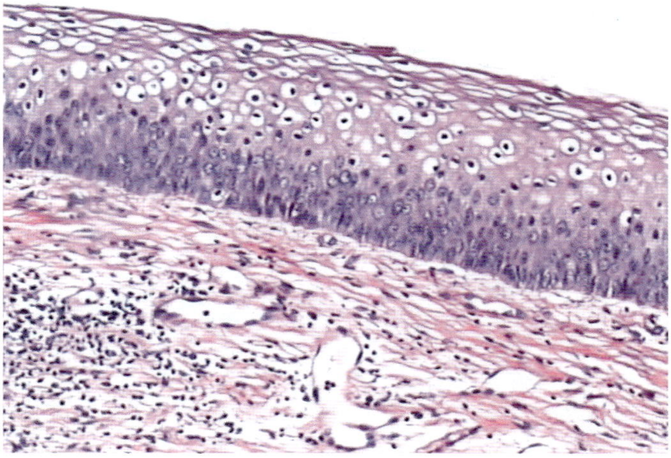

图7–6

CINⅠ。×100

（2）宫颈上皮内瘤变Ⅱ级（CINⅡ）：瘤变的宫颈上皮细胞位于上皮全层的下2/3，细胞核的异型性较CINⅠ时更为严重，有核分裂存在，表层可出现有少量的核异型细胞，但不能有核分裂出现。有的学者主张，将仅有上皮下1/3细胞异常但核异型很显著也归于CINⅡ（图7–7）。

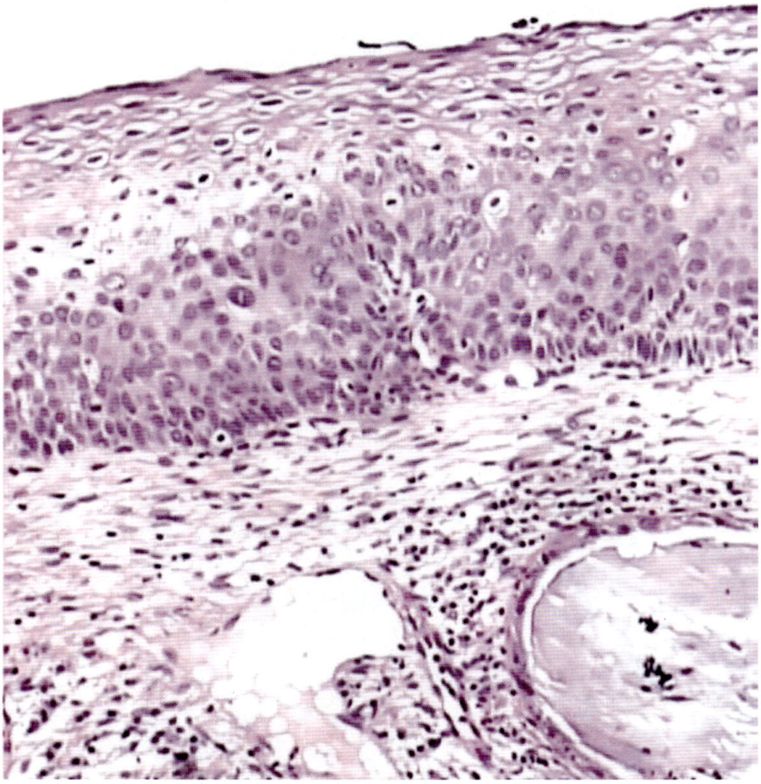

图7–7

CINⅡ。×100

（3）宫颈上皮内瘤变Ⅲ级（CINⅢ）：CINⅢ将原来的重度不典型增生和原位癌都包括在内，对二者不再区分，即异型的细胞超过上皮全层的下2/3层，达到上1/3层直至全层，且下层基底膜完整，瘤变的细胞没有突出基底膜的统称为CINⅢ级。CINⅢ的细胞核异型性较CINⅡ更严重（图7–8）。

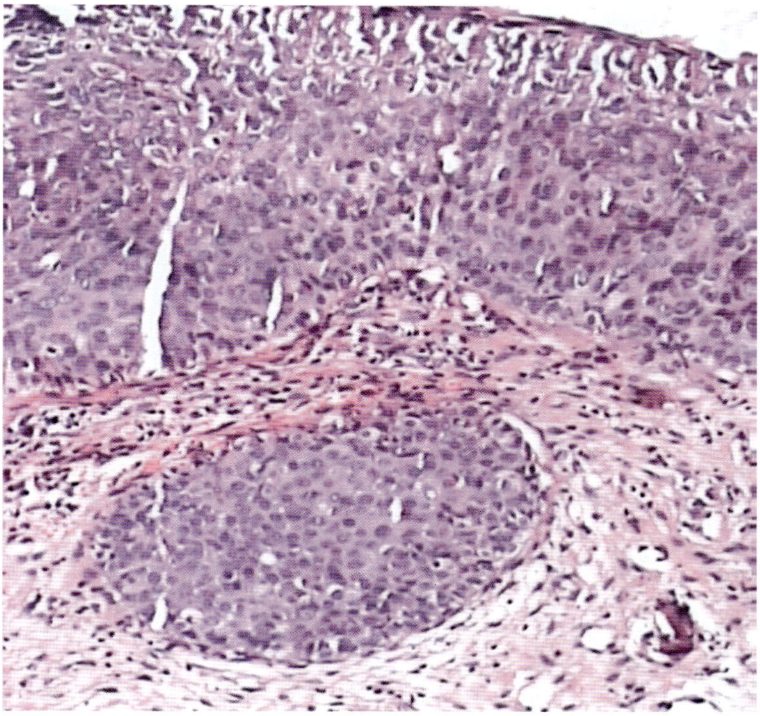

图7—8

CINⅢ，累及腺体。×100

3．CIN的特殊检查

分子病理学中的荧光原位杂交（FISH）技术，对CIN诊断有一定的帮助。最近几年，针对宫颈癌的研究表明，宫颈细胞由不典型增生向宫颈癌转变的过程中几乎都伴有3号染色体长臂扩增。其中涉及的最重要的基因可能是人类染色体末端酶（hTERC）基因。该基因的扩增可阻止细胞凋亡，因而可导致肿瘤产生。现已得知，3号染色体长臂扩增能较准确区分宫颈细胞重度不典型增生与轻度不典型增生，鉴别诊断的敏感性及特异性均很高。研究表明在CIN患者中如出现3号染色体扩增，有52%～96%的患者可能发生癌变。由此可见，利用荧光原位杂交技术对hTERC基因扩增的检测有助于判断CIN的预后，可作为评估CIN发展趋向的一个参考指标。

第四节　宫颈癌的组织病理诊断

宫颈癌是女性生殖道常见的恶性肿瘤之一。近年来由于HPV感染增加，宫颈癌的发病率有所升高，且呈年轻化趋势。但由于宫颈液基细胞学检查技术的普及，TBS诊断标准的推广应用，使宫颈细胞病理诊断更加规范。随着宫颈细胞及阴道镜筛查的普及，使宫颈病变的早期发现和早期诊断成为可能。

一、宫颈鳞状上皮微小浸润癌

宫颈鳞状上皮微小浸润癌是介于宫颈原位癌和宫颈浸润癌之间的一种亚临床型，过去它的名称比较多，有早期浸润癌、宫颈早期间质浸润癌、微小癌、宫颈癌 Ia等十多种名称。关于宫颈微小浸润癌的诊断标准也存在争议。最早是Mestwerdt（1947年）首先提出微小浸润癌这一名称，其诊断标准是癌浸润深度<5 mm。以后又有人提出把不同的浸润深度，如3 mm、8 mm作为微小浸润癌的诊断标准。妇科肿瘤学会（SGO）提出以浸润深度≤3 mm、没有毛细血管浸润作为微小浸润癌的诊断标准。提出把不同的浸润深度作为诊断标准的原因主要考虑其淋巴转移率。如有报道指出，肿瘤浸润深度<3 mm与肿瘤浸润深度为3～5 mm的患者，淋巴结转移的危险性分别为<1%和<8%。最近不少研究指出，浸润深度为≤3 mm者，淋巴结转移的危险性为0.3%。除了肿瘤的浸润深度外，也有人认为淋巴结转移还与肿瘤浸润宽度、体积有关，因此又在诊断标中加上了浸润的宽度。

1988年，国际妇产科联合会（FIGO）提出宫颈癌临床分期中的Ia相当于微小浸润癌。1994年FIGO又将Ia的定义具体化：Ia期是指浸润癌只能在显微镜下确认，间质浸润深度在5 mm以内、宽度不超过7 mm。其中，Ia1期间质浸润深度不超过3 mm，Ia2期间质浸润深度为3～5 mm，这样一来，FIGO和SGO关于微小浸润癌的诊断标准便趋于一致。

微小浸润癌的镜下特征：CIN病灶进一步发展，一旦突破基底膜向间质浸润性生长，便发展成浸润癌。浸润癌的最初阶段为微小浸润，形成小芽

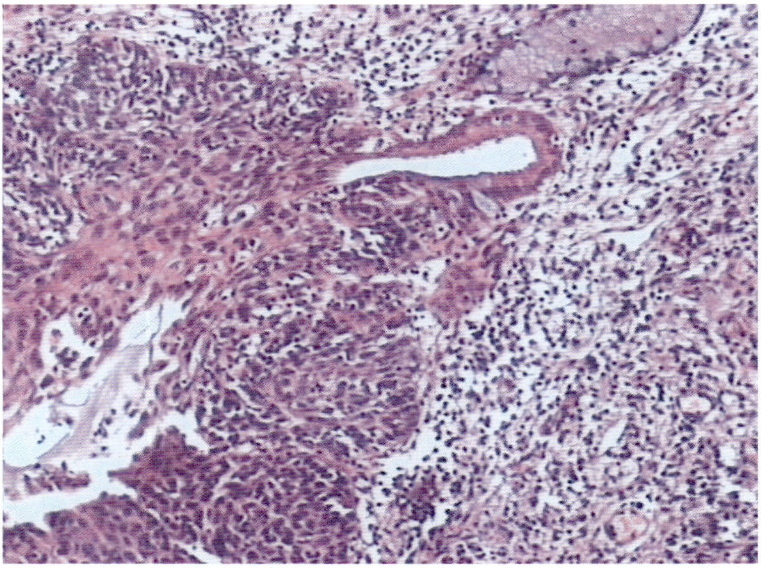

图7—9

宫颈微小浸润癌。×100

状、滴状或舌状伸入间质。这种病灶一般很小，仅有少量癌细胞。进一步发展则病灶在间质内相互融合，形成网状或团状的浸润癌灶。由于癌灶突破基底膜进入间质，会引起间质反应，在HE染色片上呈一定程度的嗜碱性，间质中出现淋巴细胞浸润，间质因水肿而疏松。由于病灶的逐渐增大，可出现淋巴管或微血管间隙浸润。对微小浸润癌做出诊断时，应对以下几方面进行描述：①浸润病灶的深度和宽度；②有无淋巴管和血管浸润；③病灶形态描述，如滴状、舌状，以及是否融合为癌细胞团（图7–9）。

二、宫颈鳞状上皮癌

过去的资料显示，宫颈鳞癌占宫颈癌的90%～95%，其余为腺癌。近期的研究资料发现这一比例发生了变化，宫颈鳞癌约占70%，而腺癌的比例有所增加，占8%～10%。

1．宫颈癌的大体形态

根据宫颈癌的外观或生长方向，大体可分以下几种类型：

（1）外生型：此种类型的特点为肿瘤向外生长，呈乳头状、菜花状或息肉状向阴道突出，虽然肿瘤体积很大，但浸润宫颈组织浅，可累及阴道，但侵犯宫旁组织少。由于癌组织质地脆、易出血，症状出现较早，故此种类型容易被早期发现，所以预后相对较好。

（2）内生型：癌灶可能源于宫颈管或病灶由外向内浸润性生长，浸润宫颈组织深，宫颈呈桶状增粗，若穿透宫颈可达宫旁组织。此种类型临床症状出现较晚，不易被早期发展，预后较差。

（3）溃疡型：若上述两种类型合并感染，病灶坏死形成溃疡。特别是内生型，溃疡可很深，形成空洞状；若波及穹隆或阴道，则穹隆部外观消失。此种类型往往伴有大量米汤样或洗肉水样白带，预后较差。

2．宫颈鳞癌的组织学类型及分级

宫颈浸润性鳞癌的组织学特征为癌组织形成许多杵状癌灶，互相吻合，在间质中形成许多不规则的癌巢，可呈圆形、不规则形或多角形。其组织学类型常分为大细胞角化型、大细胞非角化型和小细胞非角化型。根据细胞分化程度分为以下三个级别：

（1）高分化鳞癌：细胞有明显的角化，可见细胞间桥，癌细胞的异型性较轻，核分裂较少且无异常核分裂（图7–10）。

（2）中分化鳞癌：大细胞，细胞异型性明显，核深染，核浆比增大，核分裂较多见，细胞间桥不明显，有少量角化珠，可见角化不良细胞（图7–11）。

（3）低分化鳞癌：大细胞或小细胞，无角化珠及细胞间桥，细胞异型性及核分裂多见，偶尔可见角化不良细胞（图7–12）。

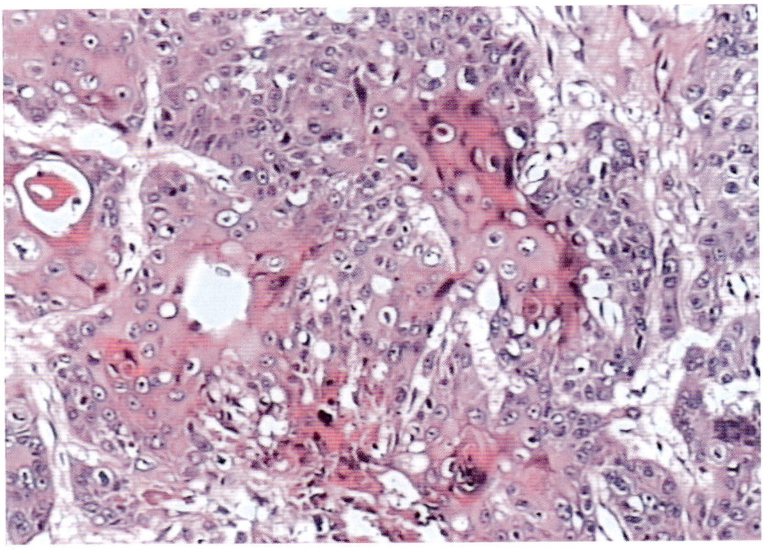

图7—10
宫颈高分化鳞癌。×100

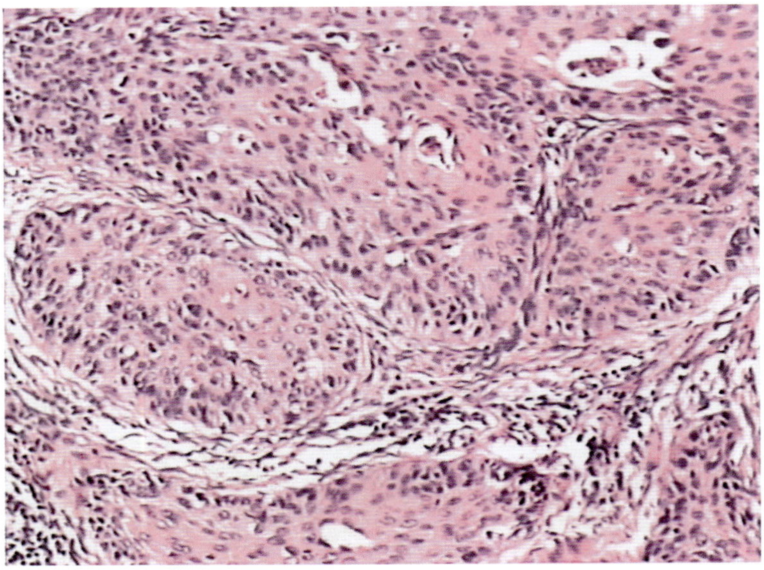

图7—11
宫颈中分化鳞癌。×100

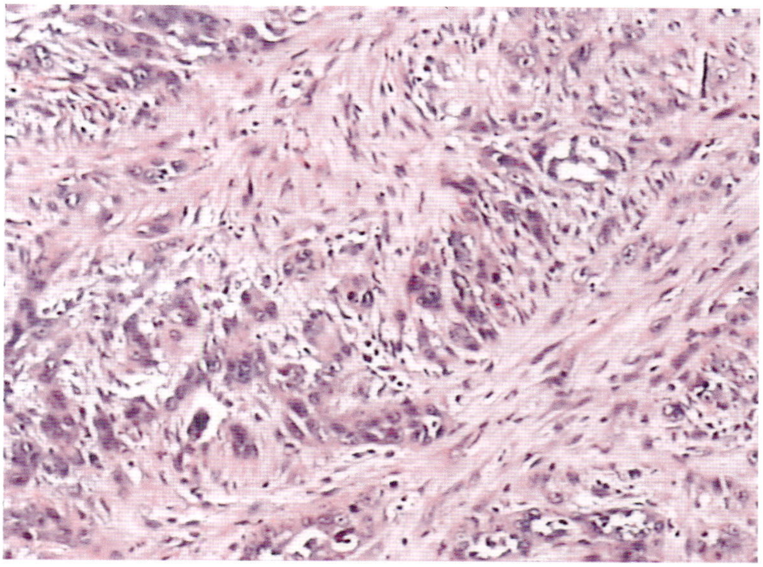

图7—12

宫颈低分化鳞癌。×100

三、宫颈腺癌

宫颈腺癌占宫颈癌的比例为5%～8%，近年来宫颈腺癌发生率有所上升，占宫颈癌的8%～10%。宫颈腺癌的发病年龄较晚，常见于更年期妇女，最近的研究发现，宫颈腺癌比例增加的原因主要是年轻患者增加。宫颈腺癌的发展过程与宫颈鳞癌相似，都要经过不典型增生、原位癌，最后发展成浸润癌。

1．宫颈腺上皮不典型增生（癌前病变）

关于宫颈腺上皮是否存在不典型增生，一直存在争议。1980年Bousfiedld等把小于原位癌的不典型宫颈腺体病变称为宫颈腺性异型增生或不典型增生，1986年Brown和Wells按腺上皮内核的异型性、核分裂的多少和腺体不规则程度，将其分为两种类型，即低级别的腺体不典型增生和高级别的腺体不典型增生。但很多学者认为，此种分类组织学标准不够清晰，实际操作中区分有一定难度。1986年Gloor和Hurlimanu提出，把腺上皮不典型增生和原位癌放在一起，统称宫颈上皮内腺性肿瘤（CIGN），并将其分为三个级别，即CIGNⅠ、CIGNⅡ、CIGNⅢ。1994年WHO分类中把腺体不典型增生的概念定义为核的异型性大于炎性增生而不足于诊断为原位癌的腺体异常。但这一标准也很难掌握，操作也有一定难度。

2．腺原位癌（AIS）

腺原位癌的诊断率远远低于原位鳞癌，1994年WHO分类中腺原位癌的概念为“具有恶性细胞学特征的腺体位于正常腺体的位置”。组织学特征为异型腺体核明显增大，显著的核分裂活动及极性丧失。由于原位腺癌有大幅度的组织学改变，以及形态显示与腺癌在细胞学的相似性，给诊断及与腺体不典型增生和腺癌的鉴别带来很大的困难。

3．浸润性腺癌

宫颈腺癌的微小浸润与鳞癌相比诊断难度更大，且缺乏一个明确的诊断标准。近年有将微小浸润腺癌与微小浸润鳞癌标准一致化的倾向。根据宫颈腺癌的组织学差异，一般将腺癌分为以下几个组织学类型。

（1）子宫内膜样腺癌：组织学形态与宫内膜腺癌相似，常见腺体和乳头状结构混合，腺体大小形态不一，互相密集靠拢，腺体间没有或很少有间质。腺细胞呈柱状、单层或复层排列，核圆形或不规则外形，可见核分裂象，胞浆红染或嗜双色，无黏液。诊断时应注意与子宫内膜腺癌鉴别（图7–13）。

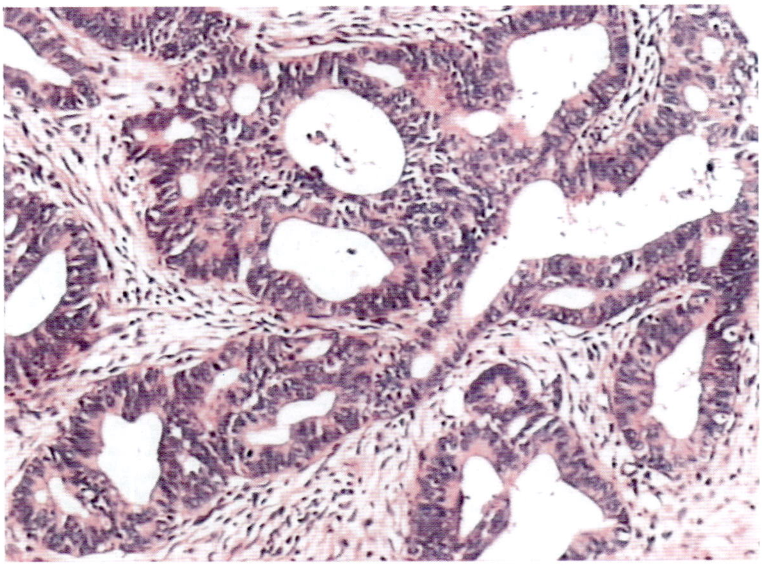

图7–13

宫颈内膜样腺癌。×100

（2）宫颈黏液腺癌：是最常见的类型，约占宫颈腺癌的90%，其中中分化者常见。肿瘤具有大腺管样结构，腺腔大小不规则，腺上皮内含黏液或黏液空泡，核大、深染，有异型性。分化差者少见，癌细胞呈多形性，或成排形成实性癌巢，腺管结构一般不明显，细胞核有明显异型性，胞浆不含或含少量黏液。高分化宫颈黏液腺癌由分化好的腺管组成，形状不规则，细胞高柱状，核增大、深染，组织学形态常与腺原位癌相似（图7–14）。

（3）腺鳞癌：如腺癌组织中发现良性鳞状上皮化生则称之为腺棘癌。腺鳞癌是指在肿瘤组织中含有不同比例的鳞状上皮细胞癌和腺癌组织（图7–15），预后与组织分化程度有关，分化愈差，其5年成活率愈低。近年来，发病率有上升趋势。

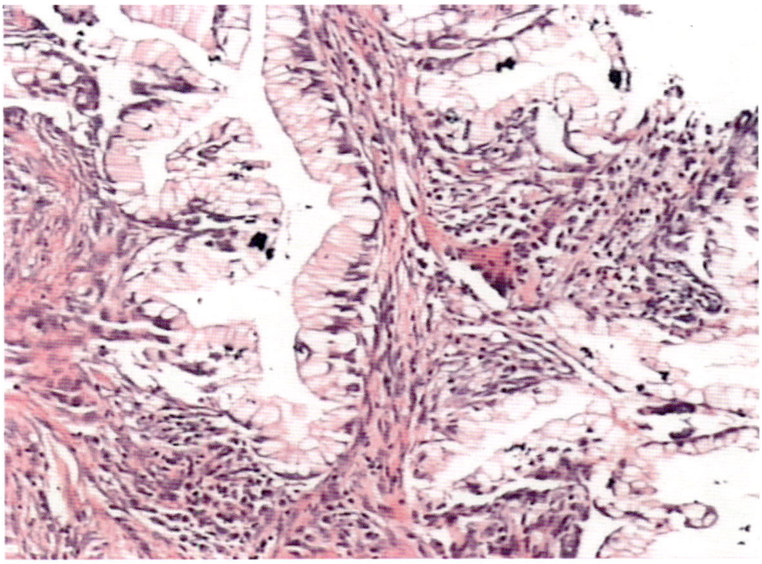

图7—14
宫颈黏液腺癌。×100

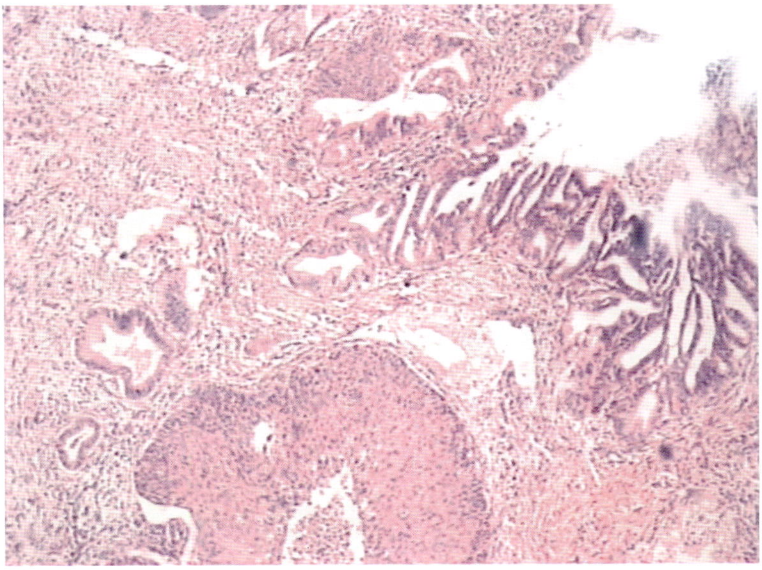

图7—15
宫颈腺鳞癌。×40

（4）透明细胞癌：是一种向内膜方向分化的癌，组织学类型与卵巢透明细胞癌相似（图7—16）。癌细胞常单层排列，衬覆腺管或囊样结构，常见有两种类型：一种类型胞浆富含糖元，染色后胞浆透明清亮，核圆、深染，常见核分裂象；另一种类型胞浆很少，核深染、突向腺腔，常称为靴钉状细胞。过去认为其起源于中肾残余，曾称之为中肾癌，目前普遍的认识是起源于苗勒管。

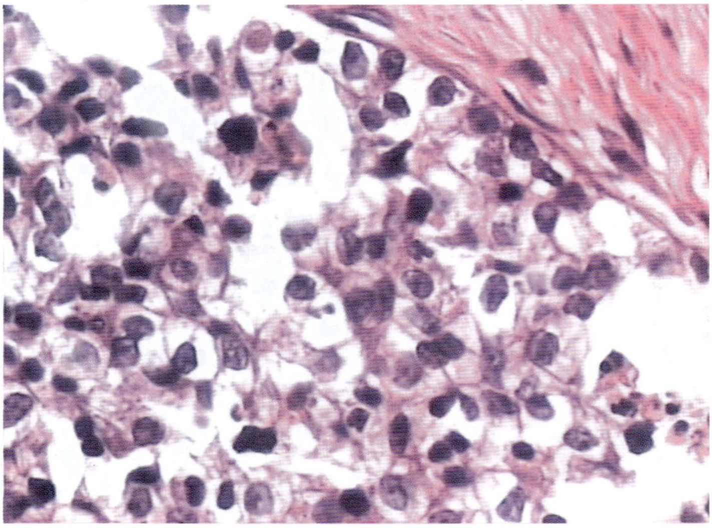

图7-16

宫颈透明细胞癌。×400

附：图谱

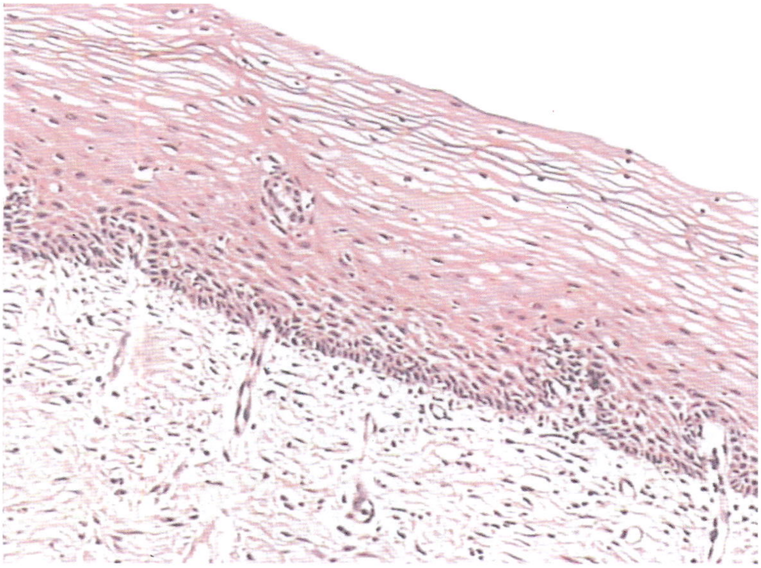

附图7-1

正常宫颈鳞状上皮。×40

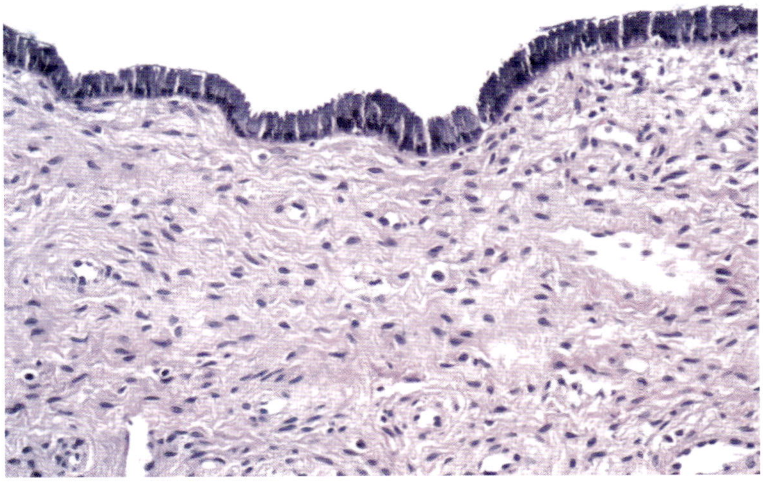

附图7—2
正常宫颈柱状上皮。×100

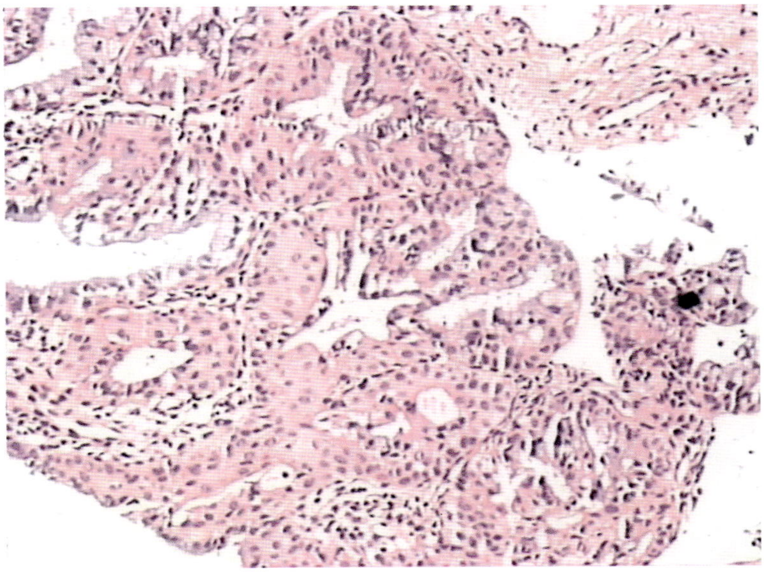

附图7—3
慢性宫颈炎，鳞状上皮化生。可见鳞化上皮及正常腺上皮。×100

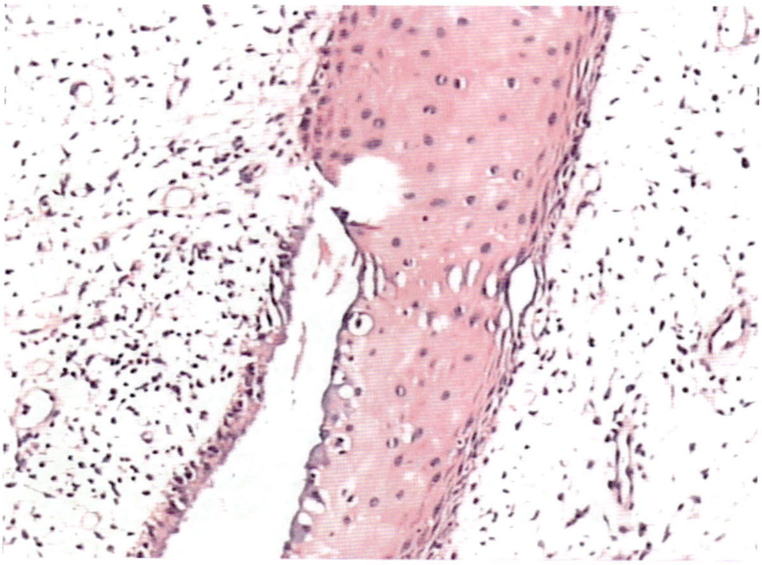

附图7-4
慢性宫颈炎，鳞状上皮化生。腺体的一侧见鳞化上皮。×100

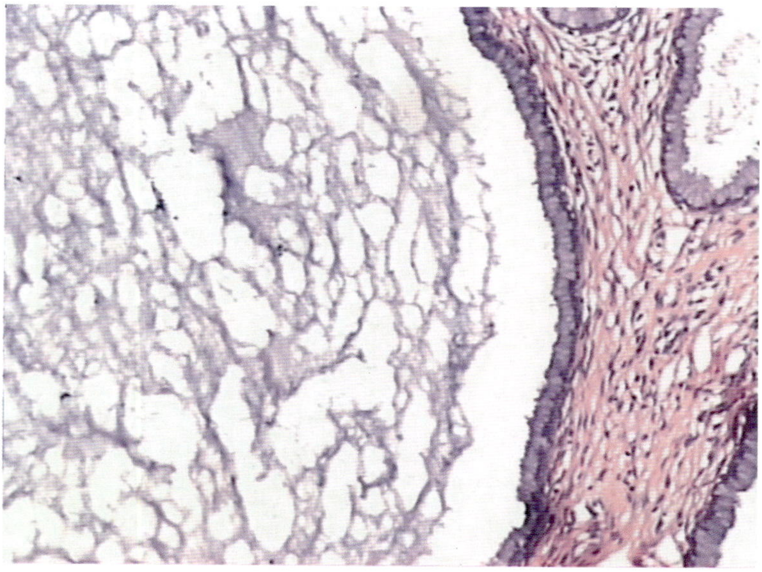

附图7-5
宫颈纳氏囊肿。×100

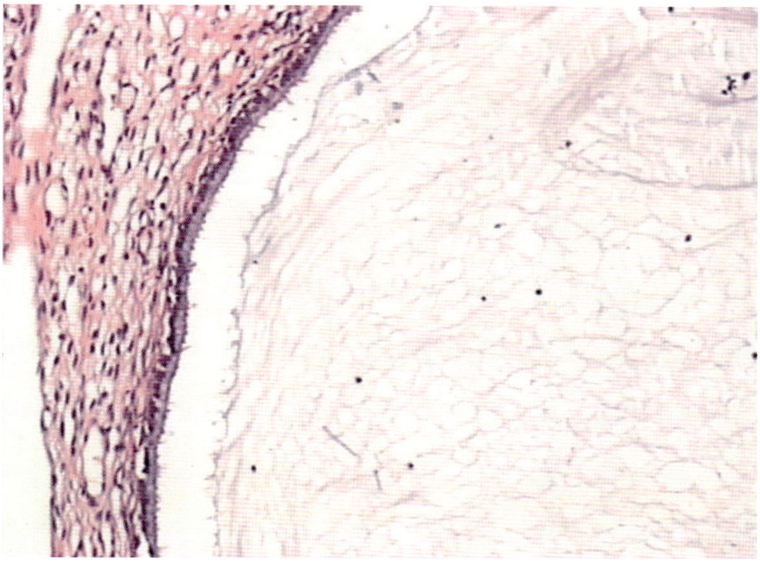

附图7-6
宫颈纳氏囊肿。×100

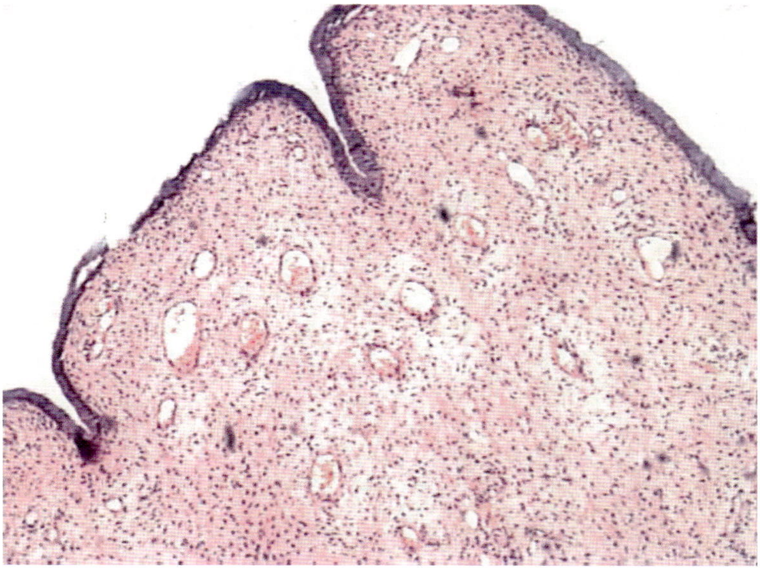

附图7-7
宫颈息肉，小血管增生，疏松结缔组织中有淋巴细胞浸润。×40

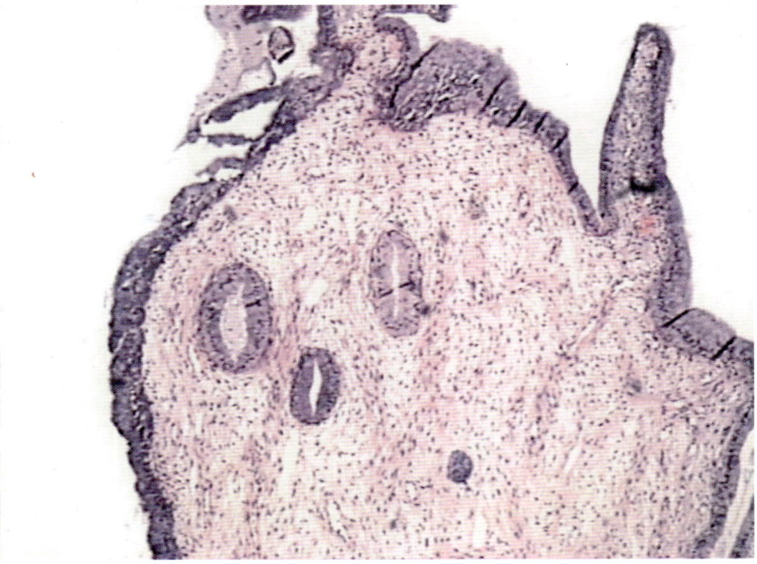

附图7–8

宫颈息肉。×40

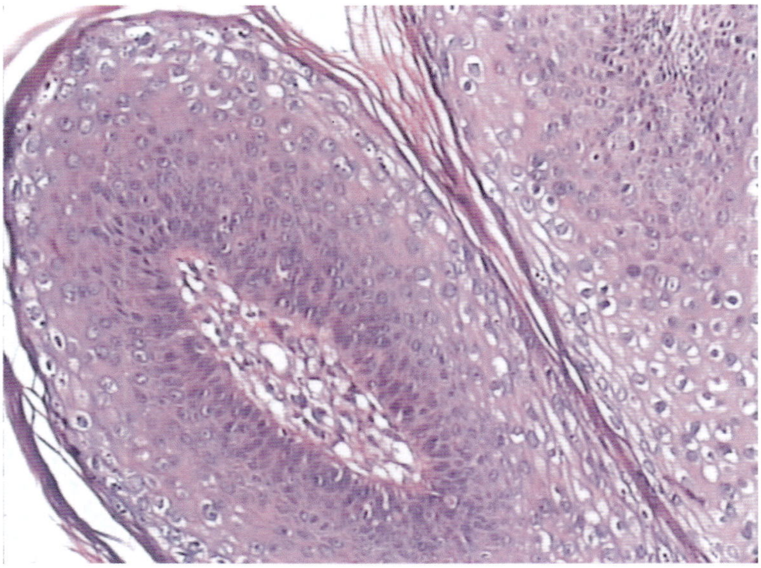

附图7–9

宫颈尖锐湿疣，鳞状上皮呈乳头状增生，上皮内可见大量凹空细胞。×100

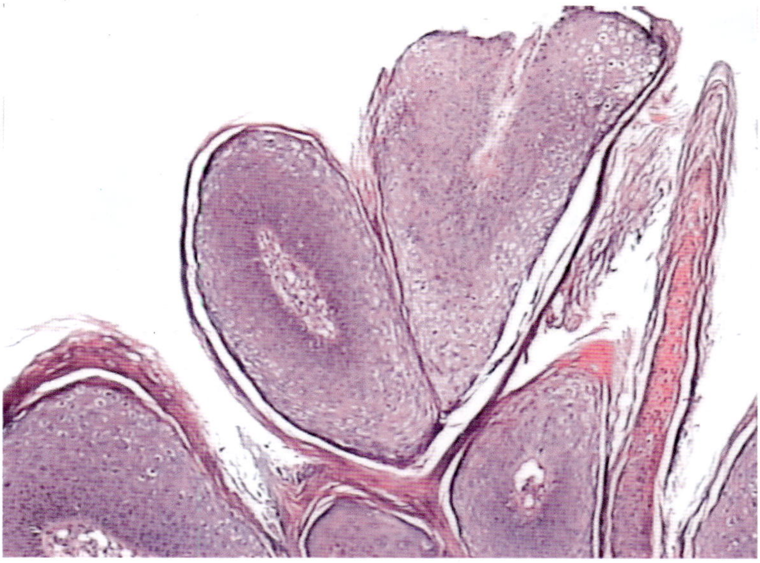

附图7-10

宫颈尖锐湿疣。×40

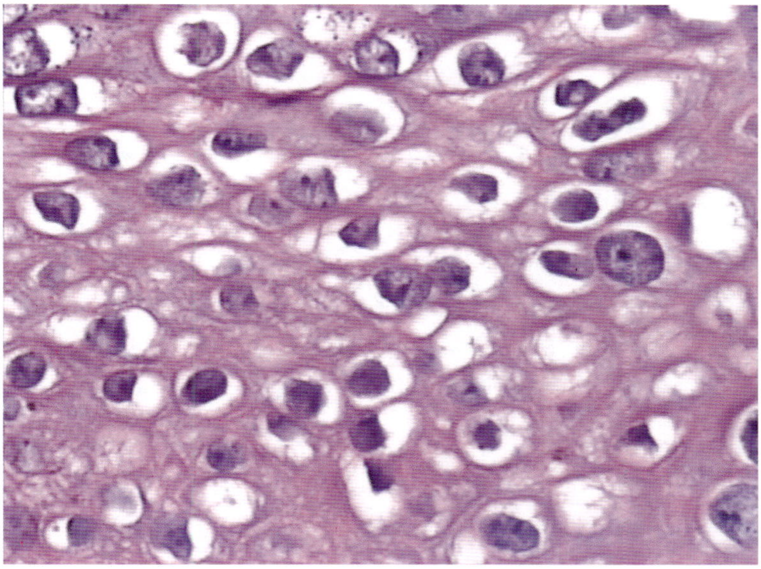

附图7-11

宫颈尖锐湿疣，可见凹空细胞。×400

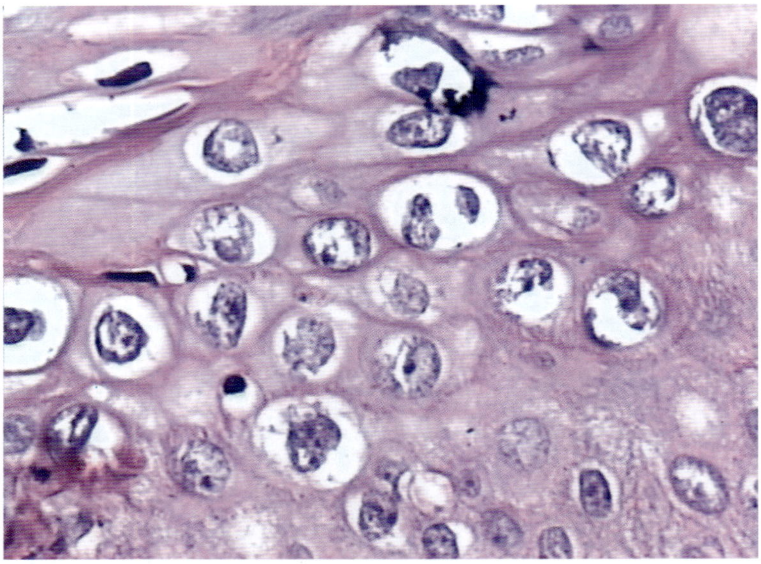

附图7–12
宫颈尖锐湿疣，可见凹空细胞。×400

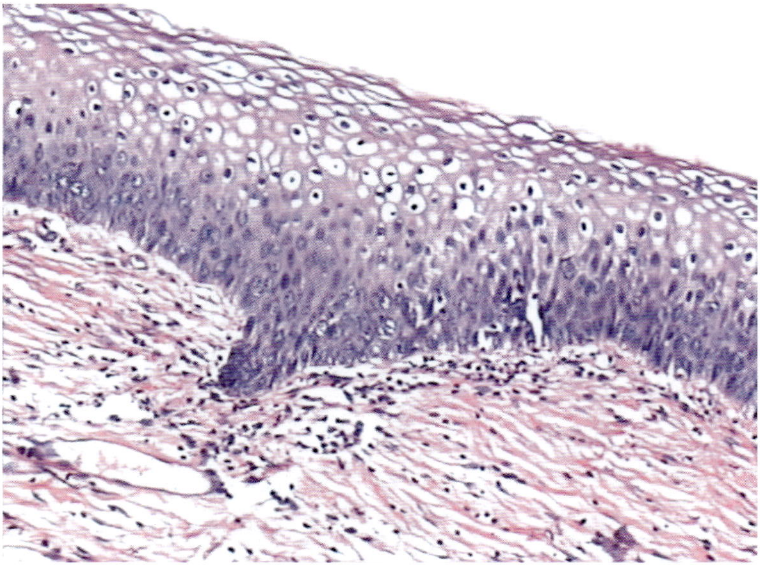

附图7–13
CIN Ⅰ，细胞核增大，异型性明显。×100

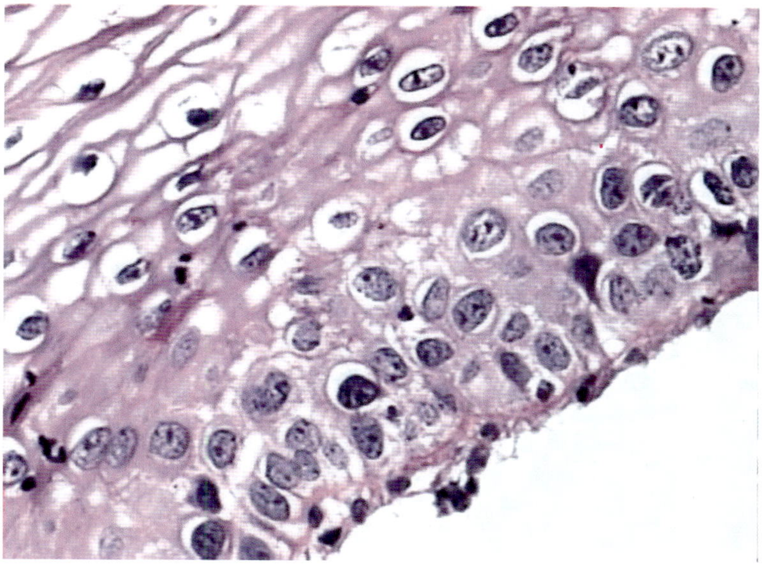

附图7-14

CIN Ⅰ，上皮下1/3层出现核分裂。×400

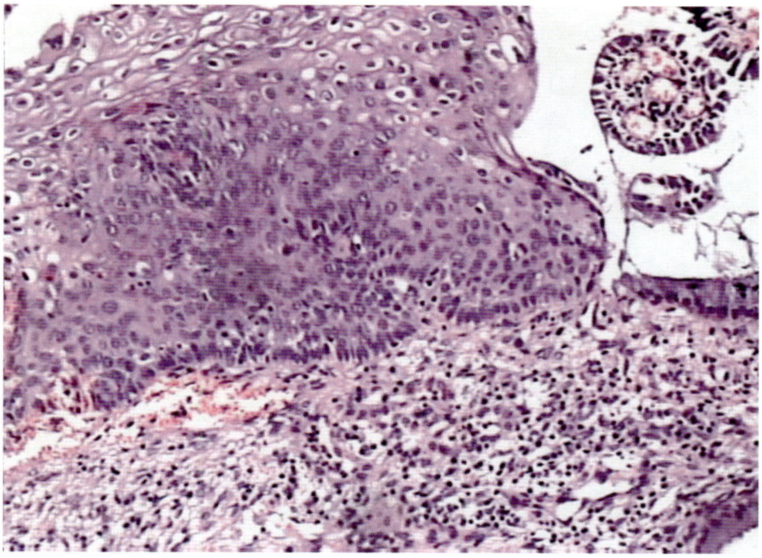

附图7-15

CIN Ⅱ。×100

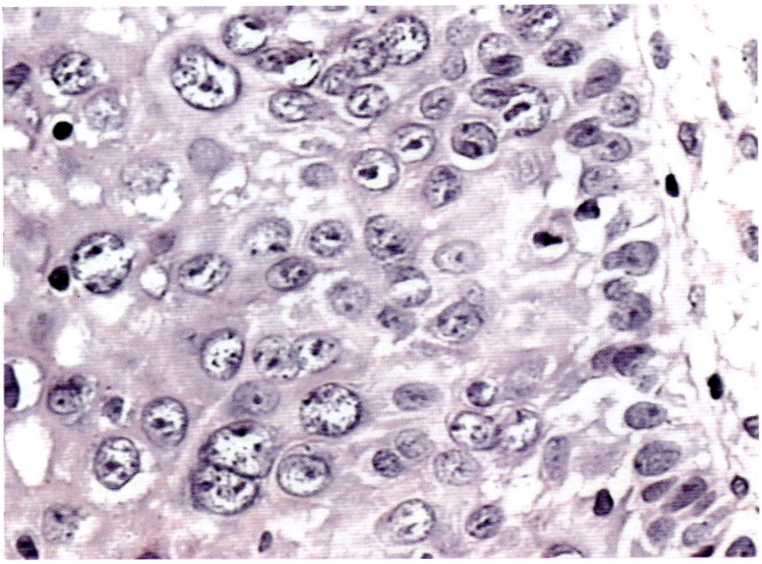

附图7-16
CINⅡ，上皮下2/3层内出现核分裂。×400

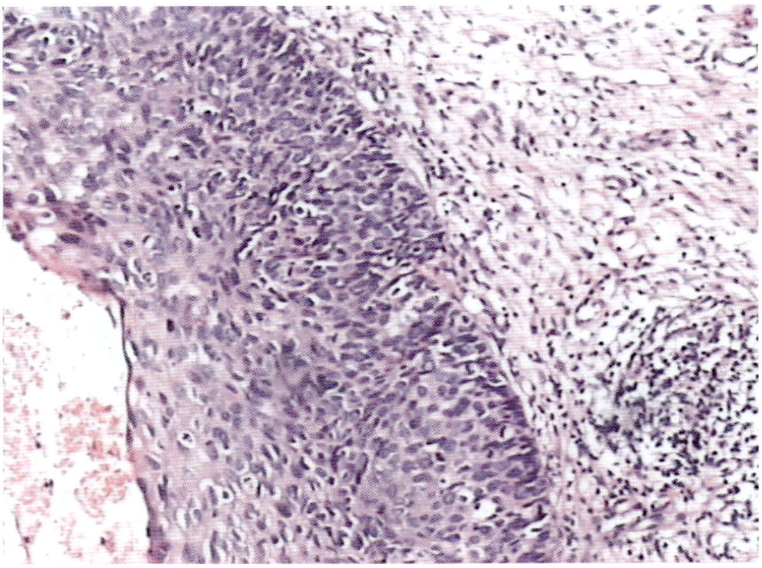

附图7-17
CINⅢ，上皮上1/3层内出现核分裂。×100

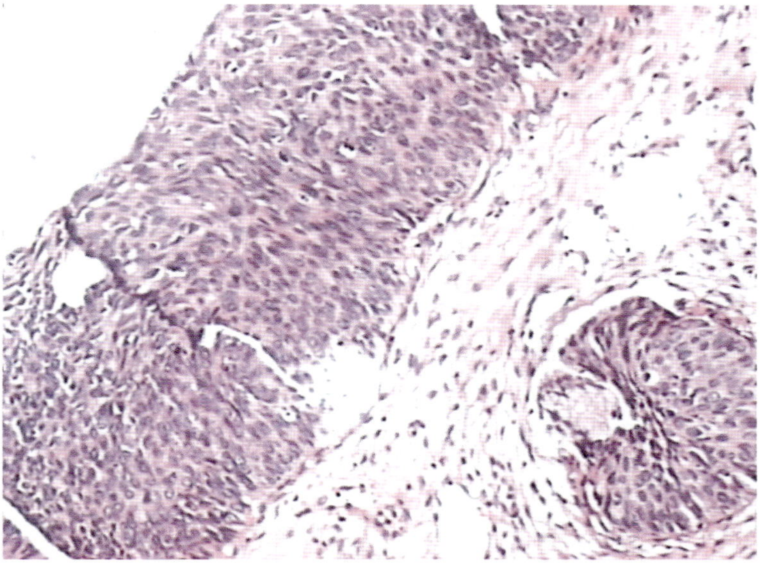

附图7—18

CINⅢ，累及腺体。×100

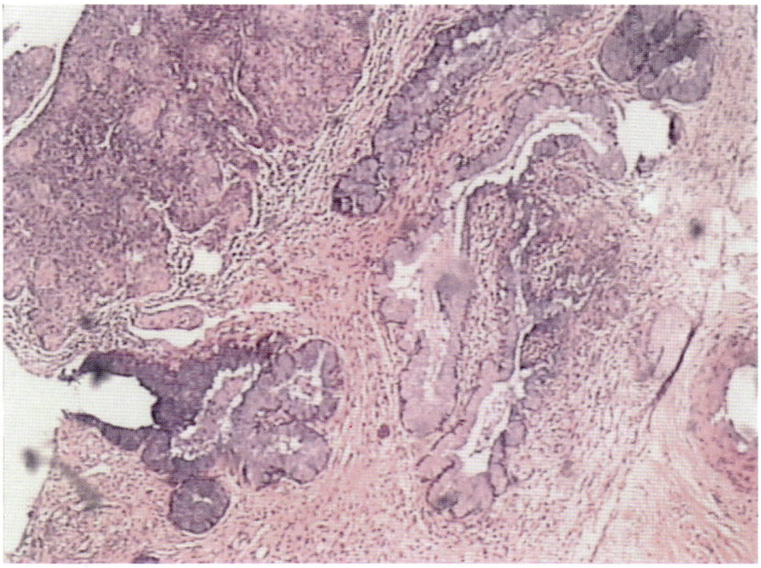

附图7—19

宫颈微小浸润癌，小片状癌细胞突破基底膜侵入间质。×40

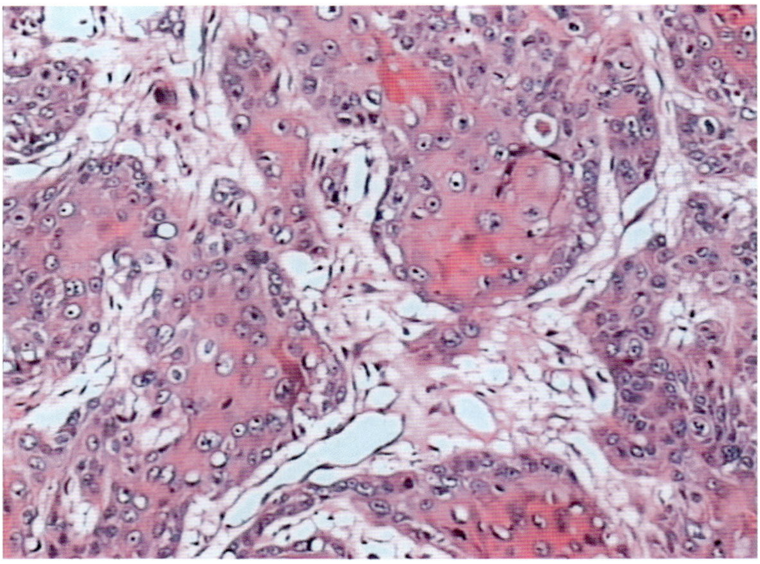

附图7-20
宫颈高分化鳞癌，癌组织中可见角化现象。×100

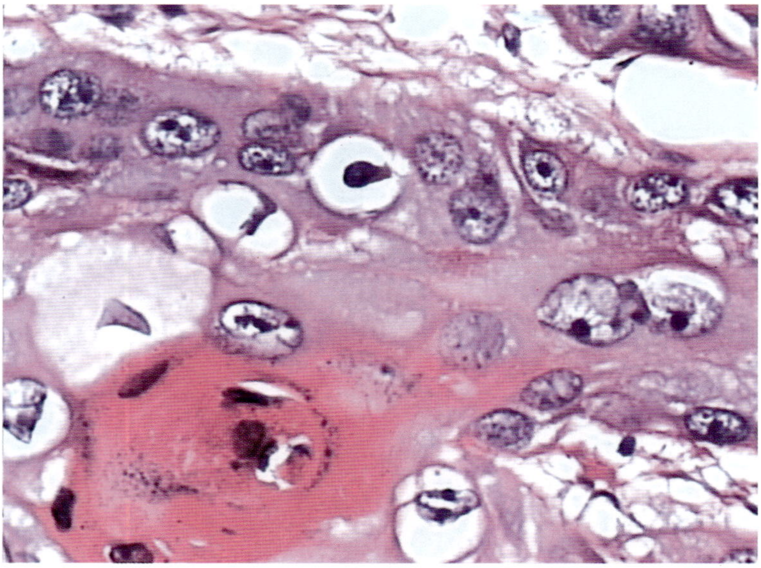

附图7-21
宫颈高分化鳞癌。×400

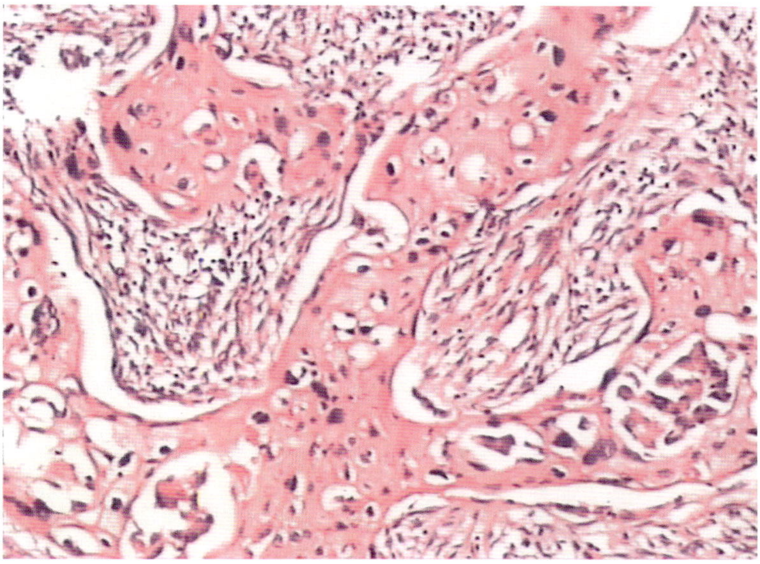

附图7-22

宫颈高分化鳞癌。×100

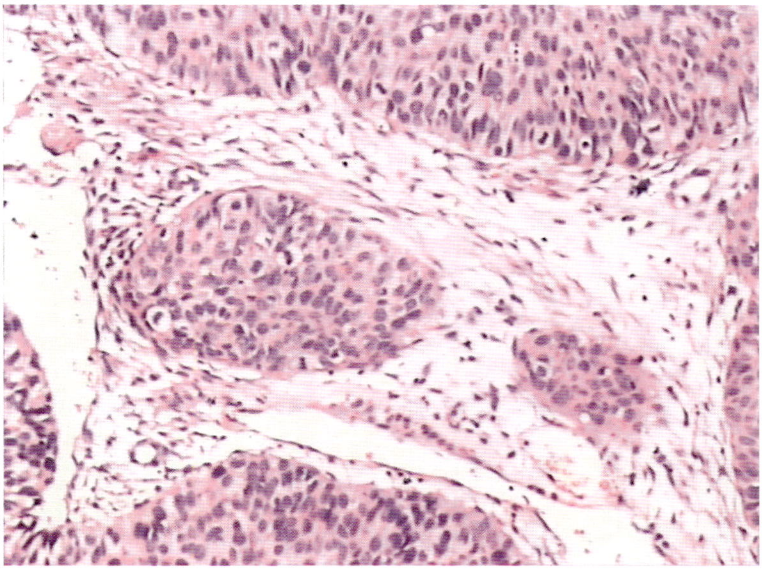

附图7-23

宫颈中分化鳞癌，癌组织呈巢团状。×100

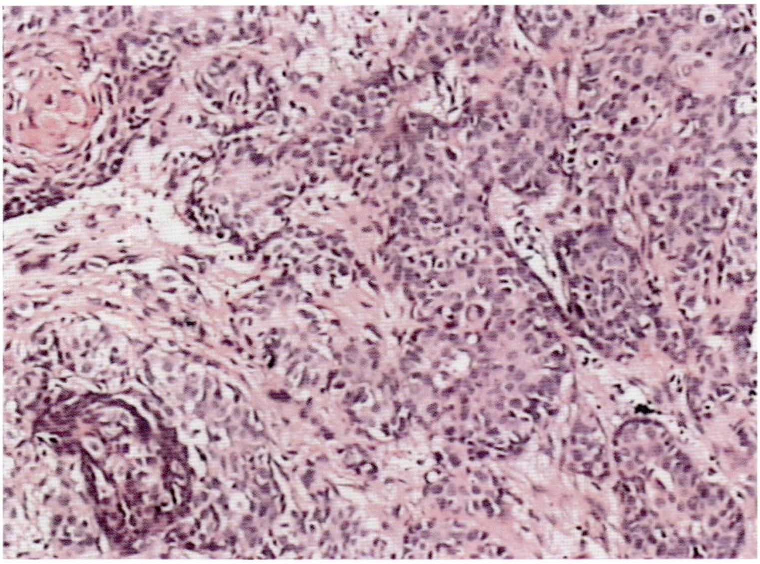

附图7-24
宫颈中分化鳞癌。×100

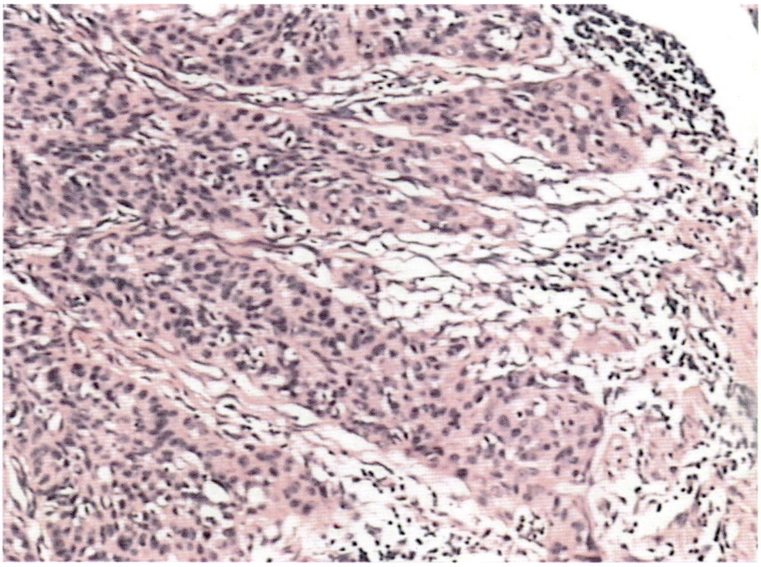

附图7-25
宫颈中分化鳞癌。×100

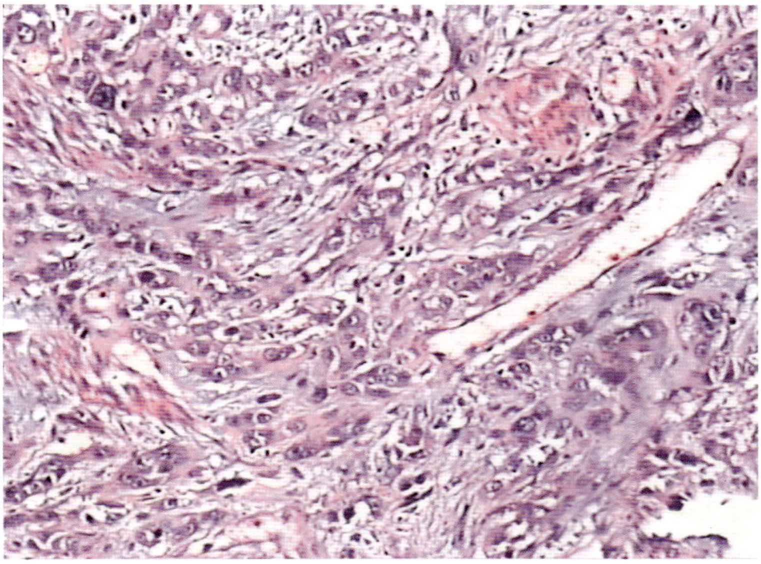

附图7–26
宫颈低分化鳞癌，癌组织排列不规则，细胞异型性明显。×100

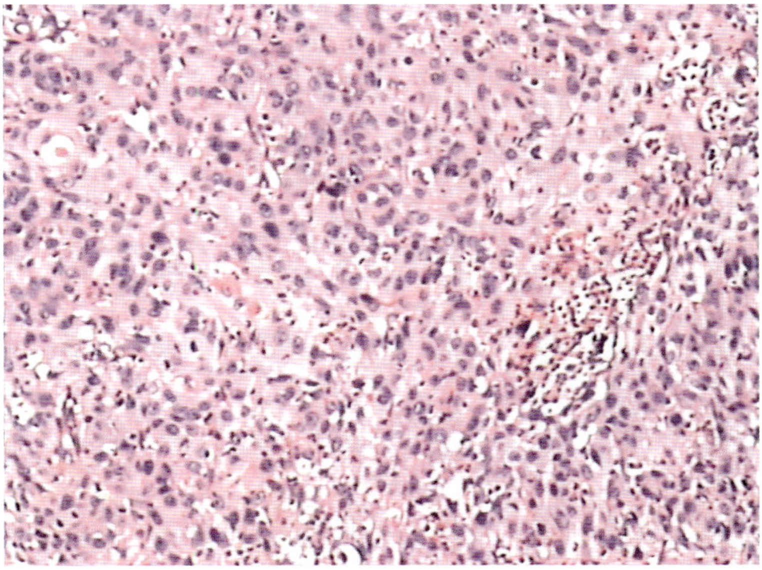

附图7–27
宫颈低分化鳞癌。×100

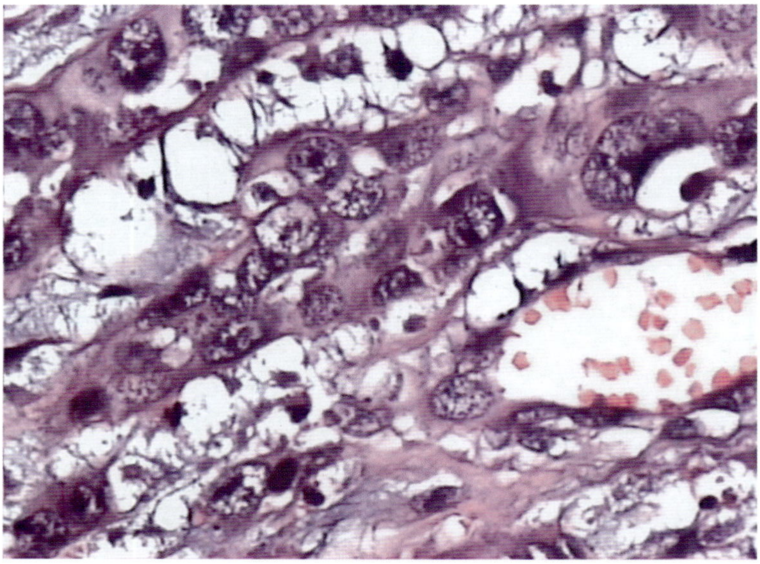

附图7-28
宫颈低分化鳞癌，细胞异型性明显，可见核仁。×400

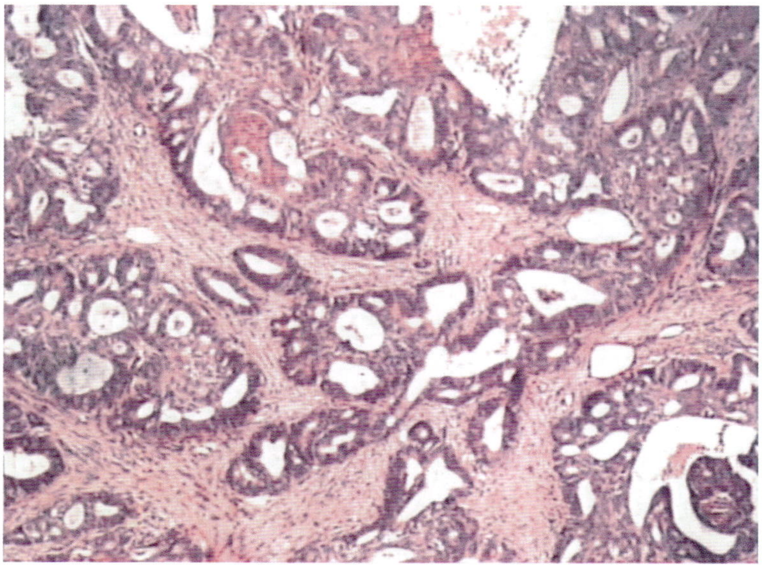

附图7-29
宫颈子宫内膜样腺癌。×40

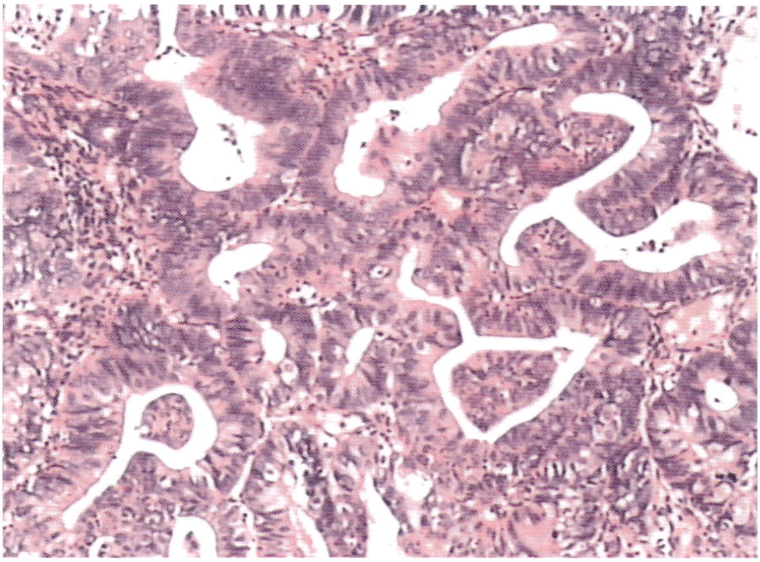

附图7—30

宫颈子宫内膜样腺癌。×100

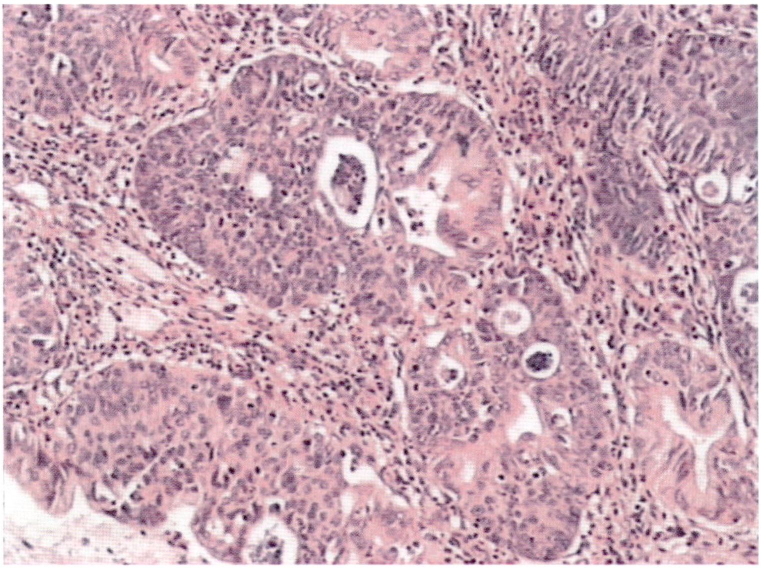

附图7—31

宫颈子宫内膜筛状腺癌，部分癌组织呈筛孔状排列。×100

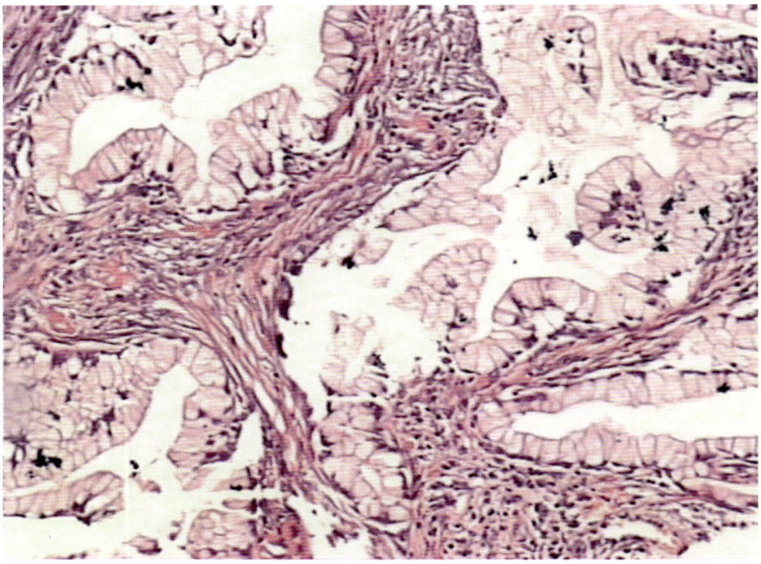

附图7–32
宫颈黏液腺癌，癌细胞中含有黏液。×100

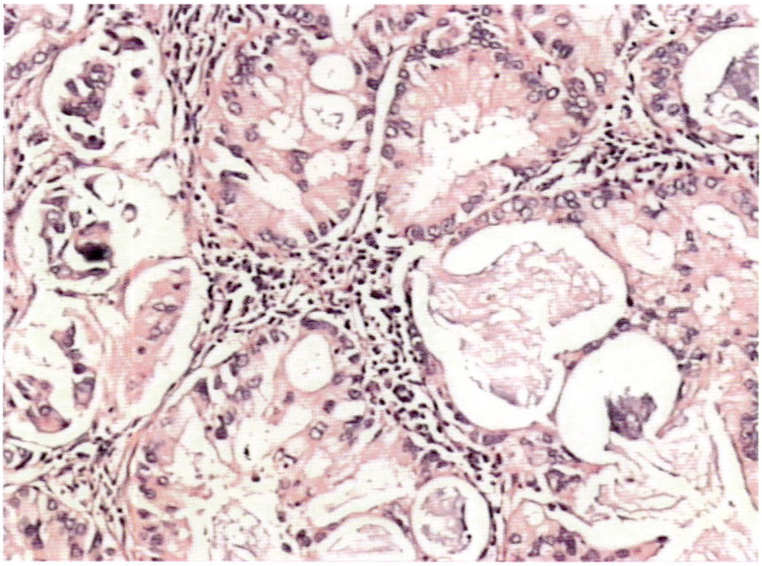

附图7–33
宫颈黏液腺癌。×100

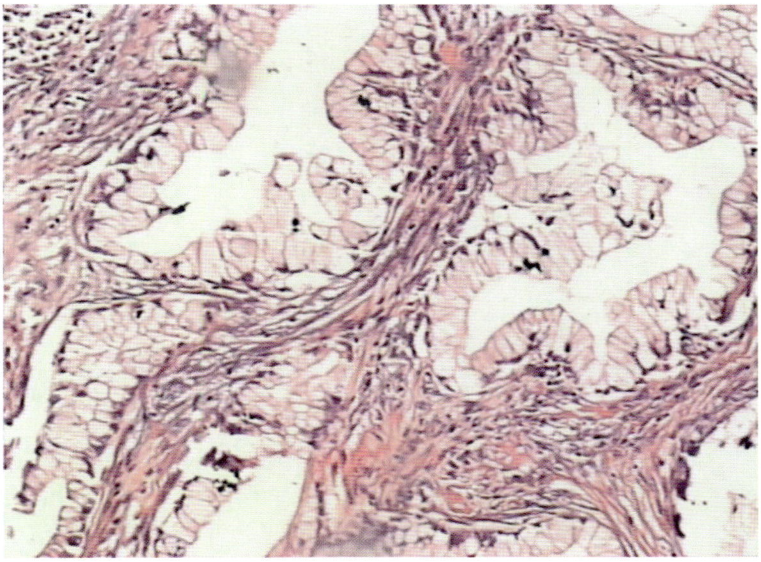

附图7–34
宫颈黏液腺癌。×100

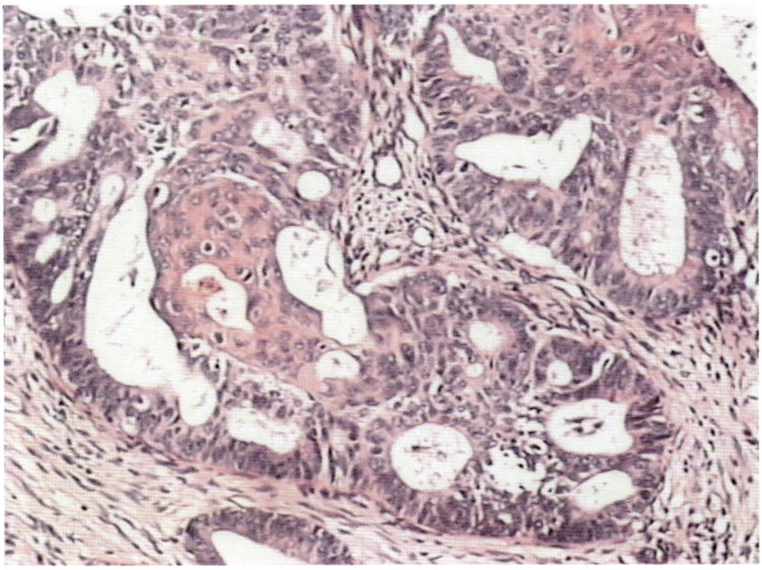

附图7–35
宫颈腺鳞癌，子宫内膜样腺癌中含有鳞癌组织。×100

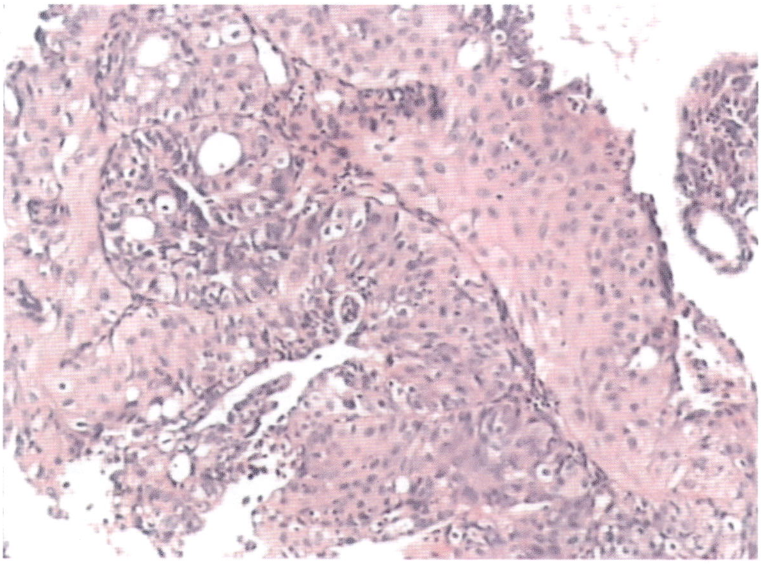

附图7-36
宫颈腺鳞癌。×100

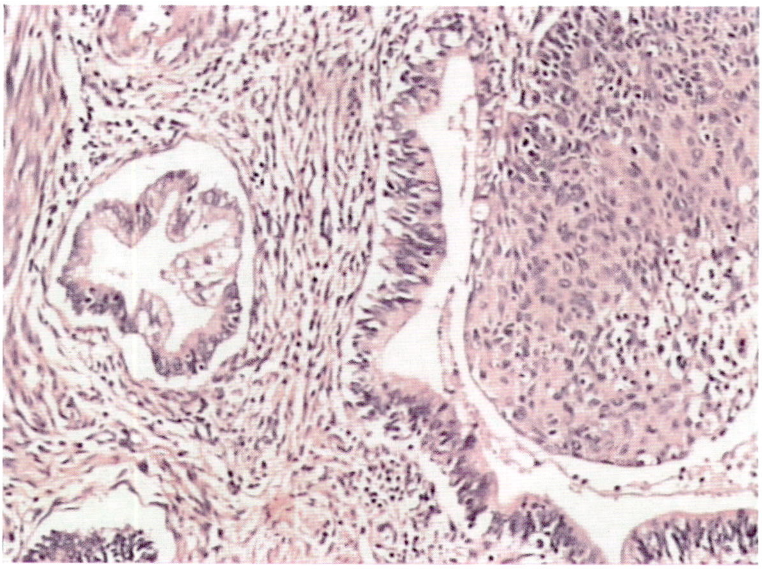

附图7-37
宫颈腺鳞癌，高分化腺癌中含有鳞癌组织。×100

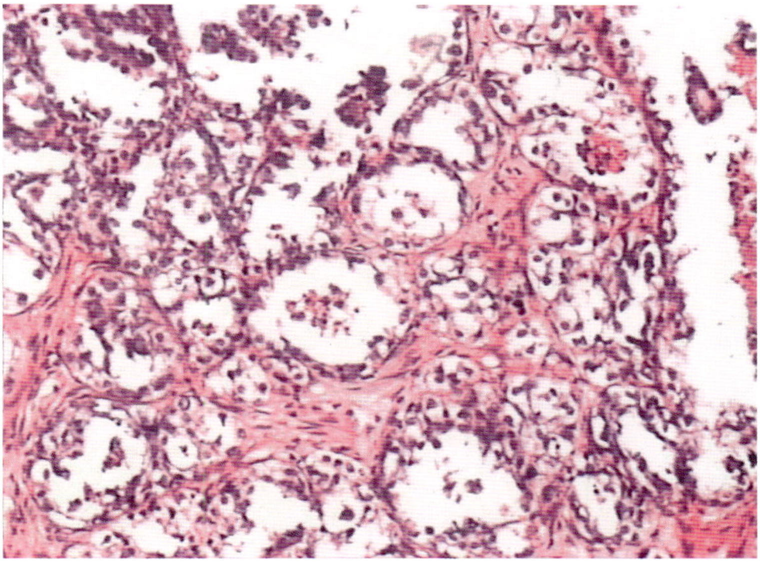

附图7-38
宫颈透明细胞癌，癌细胞浆透明，呈腺管排列。×100

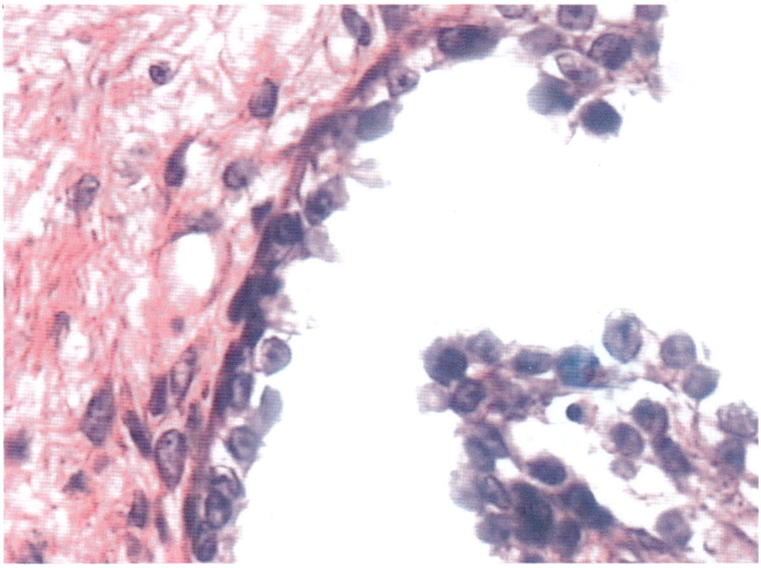

附图7-39
宫颈透明细胞癌，可见典型鞋钉状细胞。×100

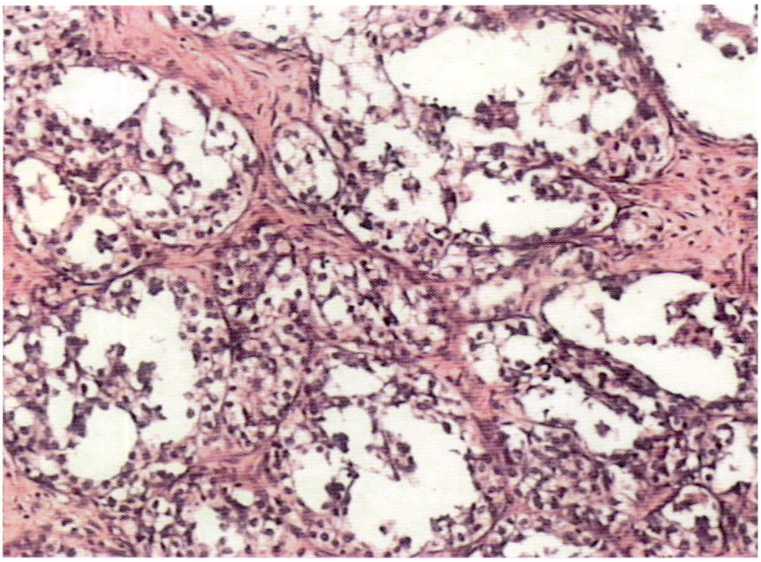

附图7—40
宫颈透明细胞癌。×100

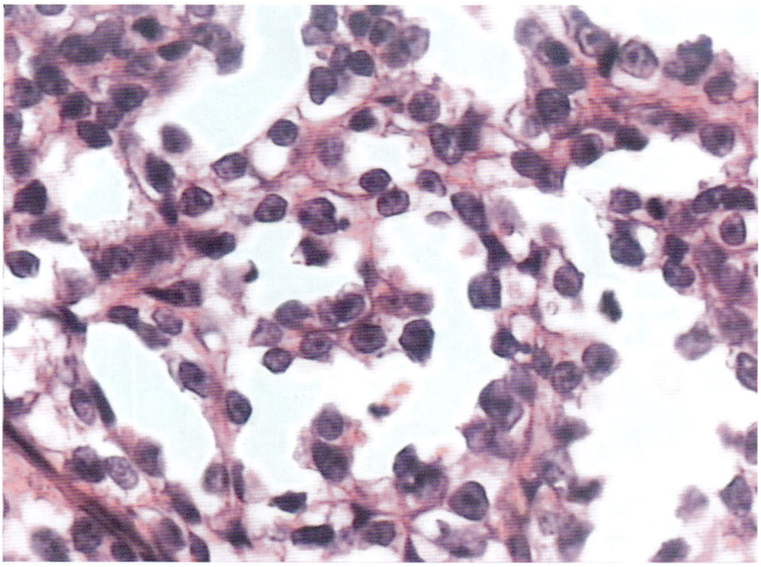

附图7—41
宫颈透明细胞癌。×400

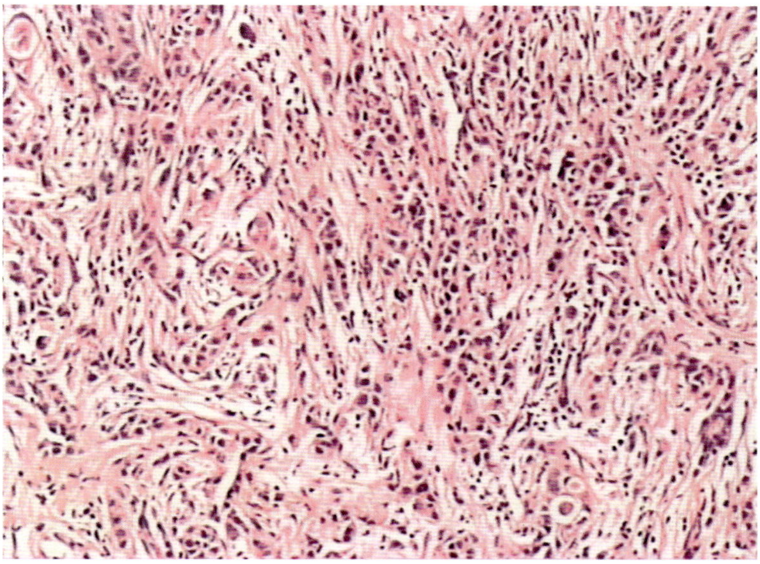

附图7-42
宫颈低分化腺癌。×100